CONTRIBUTION

A L'ÉTUDE DE LA PATHOGÉNIE

DES

PARALYSIES DIPHTÉRITIQUES

PAR

LE DOCTEUR P. SAINCLAIR

ANCIEN INTERNE DES HOPITAUX DE LYON

LYON

PITRAT AINÉ, IMPRIMEUR DE LA FACULTÉ DE MÉDECINE

RUE GENTIL, 4

1880

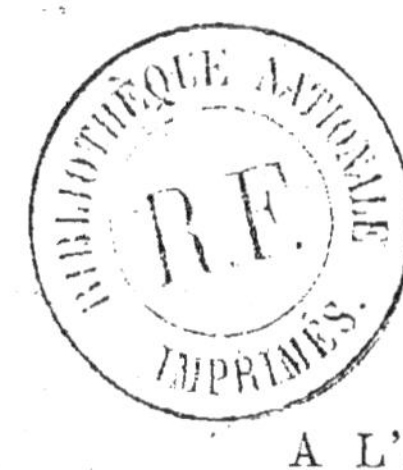

CONTRIBUTION

A L'ÉTUDE DE LA PATHOGÉNIE

DES

PARALYSIES DIPHTÉRITIQUES

LYON. — IMPRIMERIE PITRAT AINÉ, RUE GENTIL. 4

CONTRIBUTION

A L'ÉTUDE DE LA PATHOGÉNIE

DES

PARALYSIES DIPHTÉRITIQUES

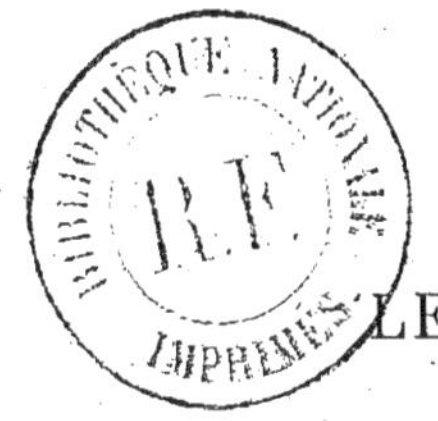

PAR

LE DOCTEUR P. SAINCLAIR

ANCIEN INTERNE DES HOPITAUX DE LYON

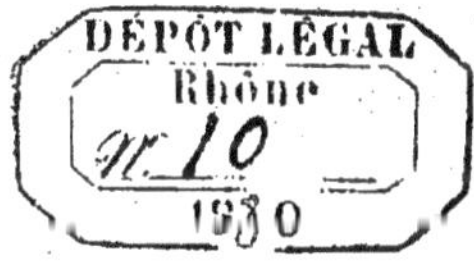

LYON

PITRAT AINÉ, IMPRIMEUR DE LA FACULTÉ DE MÉDECINE

RUE GENTIL, 4

1880

AVANT-PROPOS

La pathogénie de la paralysie diphtéritique est encore aujourd'hui très obscure. Des opinions diverses et souvent contradictoires ont cours dans la science. La paralysie diphtéritique est-elle purement fonctionnelle ? Est-elle directement sous la dépendance d'une lésion du système nerveux ? est-elle de nature toxique (Trousseau) ? adynamique (Gubler) ? reconnaît-elle pour cause le *zygodesmus fuscus* de Letzerich ou tout autre parasite ? relève-t-elle d'une action réflexe (Brown-Sequard, Colin, etc.) ? Ce sont là tout autant de problèmes auxquels le temps et l'expérience apporteront sans doute une solution, mais qui pour le moment sont du ressort de la métaphysique médicale ; or c'est là un labyrinthe où le défaut de temps ne nous permet pas de pénétrer.

Notre but est plus modeste et notre sujet plus restreint. Il existe actuellement dans la science un certain nombre d'observations de lésions trouvées dans le système nerveux à la suite des paralysies diphtéritiques. Ces lésions, bien constatées aujourd'hui, sont de deux ordres : des méningites avec endopérinévrite, des myélites antérieures subaiguës. Ces lésions ne se trouvent décrites nulle part avec un développement suffisant. Tel auteur qui relate avec de longs détails les cas de myélite, ne parle que pour mémoire de la méningite. D'une façon générale, nous voyons un groupe d'altérations anatomiques sacrifié à un autre, suivant les idées de l'auteur, et, il faut bien le dire, depuis le mémoire de M. Dejerine, la myélite a pris le pas sur la méningite, à tel point que les observations de MM. Bühl, Œrtel, Pierret et Millard, sont par quelques auteurs considérées comme non-avenues, et capables seulement d'égarer la science (Archambault)[1].

Réunir en quelques pages les lésions trouvées dans la paralysie diphtéritique en donnant à la description de chacune d'elles un développement suffisant ; les grouper, d'après leur nature, en deux chapitres afin d'en mieux faire saisir l'importance et la valeur ; les comparer entre elles ; rechercher dans un chapi-

[1] *Union médicale*, 1878.

tre terminal, lesquelles rendent le mieux compte des phénomènes cliniques et cadrent le mieux avec les symptômes, tel est le but que nous nous sommes proposé d'atteindre.

Encore que la question réduite à ces termes soit simple et facile, nous eussions hésité à la traiter, étant peu initié aux études micrographiques, si nous n'avions eu, pour nous servir à la fois d'encouragement et de guide, l'autorité et les conseils d'un professeur de la faculté de Lyon, M. Pierret, qui, après nous avoir suggéré le sujet de cette thèse, a bien voulu nous donner l'observation de méningite diphtéritique communiquée par lui à la Société de Biologie en 1876. Bien que tous ceux qui ont écrit depuis sur les paralysies diphtéritiques en aient parlé, bien qu'elle ait été communiquée par M. Pierret lui-même à quelques auteurs, notamment à MM. Dejerine et Paul Magne, elle n'a jamais été publiée. Nous pouvons aujourd'hui la livrer à la publicité. En entreprenant ce modeste travail, nous nous sommes donc proposé un double but : 1° réunir en un seul opuscule les observations de lésions du système nerveux, dans la paralysie diphtéritique. Parmi ces observations, une, celle de MM. Pierret et Millard, est reproduite avec des détails inédits. Ajoutons en outre qu'on trouvera au chapitre II des traductions d'assez nombreux passages du mémoire d'Œrtel *Ueber Diphte-*

rie, passages qui ont trait tant à des observations chez l'homme qu'à des inoculations chez les animaux. Deux de ces inoculations ont produit des résultats qui jettent quelque lumière sur la question que nous allons traiter ; 2° établir un parallèle entre les lésions des méninges et les myélites dans leurs rapports avec la clinique.

Nos deux premiers chapitres sont donc en entier consacrés à l'énumération des faits, le troisième à leur interprétation. Cette façon de procéder permettra au lecteur de juger en pleine connaissance de cause, et de ne porter de jugement que les pièces en main.

Nous adressons ici nos remerciements les plus vifs à M. le professeur Pierret, puis à M. le docteur Pierrou, de Chazay-d'Azergues, et à notre collègue et ami M. Vuillomenet, qui ont bien voulu mettre à notre disposition leur connaissance de la langue allemande.

CONTRIBUTION

A L'ÉTUDE DE LA PATHOGÉNIE

DES

PARALYSIES DIPHTÉRITIQUES

HISTORIQUE

Notre intention n'est point de faire ici l'histoire complète de la paralysie diphtéritique. Ce serait un chapitre à placer en tête d'un traité dogmatique et complet de la question ; mais comme notre travail porte spécialement sur un point d'anatomie pathologique appliquée à l'interprétation des faits cliniques, nous croyons qu'une longue énumération des auteurs qui se sont occupés de la paralysie diphtéritique serait ici déplacée. Nous pensons cependant qu'il est nécessaire, pour l'intelligence des chapitres suivants, de tracer au moins les grands traits de cette histoire depuis l'antiquité jusqu'à nos jours, et en citant que les noms les plus connus.

L'étude de la paralysie diphtéritique, à travers les âges,

a passé par trois phases bien distinctes. Dans la première, qui s'étend depuis Hippocrate jusqu'au milieu du siècle dernier, les troubles paralytiques consécutifs aux angines sont entrevus et notés; Hippocrate[1] semble les désigner dans ces quelques mots : « Les angines et les paralysies se déclarèrent dans les toux qui amènent des matières dures et sèches. »

Cœlius Aurelianus, *Marc-Aurèle Séverin* (1641), *Bellini*, nous donnent également quelques vagues indications ; mais ce sont là bien plutôt des soupçons que des notions positives.

Le dix-huitième siècle, qui commence la seconde phase de l'histoire des paralysies diphtéritiques, nous donne avec *Ghisi* (1747) quelques notions précises. *Chomel* (1749) signale la généralisation des phénomènes paralytiques; *Samuel Bard* publie en 1784 de nouvelles observations, auxquelles *Loyauté* (1836) en ajoute de nouvelles. Toutefois, malgré ces travaux, la paralysie diphtéritique ne prend rang dans le cadre des maladies classiques que sous l'énergique impulsion de *Bretonneau*[2]. A partir de cette époque les observations surgissent de toutes parts, le Dr Faure[3], MM. G. Sée[4], Gubler[5], publient des cas nouveaux (1858-60). M. Maingault, dans un mémoire extrêmement remarquable, publie une série de 43 observations; dès lors la symptomatologie de la paralysie diphtéritique est faite, et Trousseau, dans une

[1] Livre VII *des épidémies*.
[2] *Union médicale*, 1857.
[3] *Bulletin de la Société médicale des hôpitaux*, 1860-61.
[4] *Archives de médecine*, 1859.
[5] *Sur les paralysies diphtéritiques*, 1860.

de ses cliniques, où nous puiserons plus tard, en trace le tableau de main de maître.

Jusqu'en 1862, l'étude de la paralysie resta purement clinique. Ce n'est pas que de nombreuses autopsies n'aient été faites, mais soit que le hasard ait mal servi les observateurs, soit plutôt que la technique microscopique soit restée insuffisante, les résultats avaient toujours été négatifs. Il faut bien l'avouer d'ailleurs, le génie clinique de l'époque répugnait à admettre des lésions ; Trousseau développe en ces termes[1] les raisons qui militent en faveur de l'essentialité de la paralysie : « A ne considérer, dit-il, que les allures des phénomènes, cette supposition (d'une lésion anatomique) est inadmissible, car *on ne comprendrait pas avec une lésion anatomique persistante, la variabilité, la mutabilité des symptômes* qui en dépendraient ; on ne comprendrait pas que les paralysies guérissent aussi complètement qu'elles le font, s'il y avait un ramollissement, une hémorrhagie ou toute autre affection organique, cérébrale ou rachidienne. » La théorie de l'essentialité règne, à cette époque, en souveraine. Pour tout le monde la paralysie diphtéritique comme la paralysie hystérique, est un trouble fonctionnel, sans lésion de la matière, *sine materia*. Trousseau en fait une paralysie toxique, analogue à celle produite par le plomb, le sulfure de carbone ; M. Gubler y voit un effet de l'adynamie ; l'un et l'autre sont d'accord pour rejeter toute altération soit des muscles soit du système nerveux.

Le temps est venu cependant où la paralysie diphtéri-

[1] *Clinique médicale.*

tique va entrer dans la troisième phase de son évolution, la phase anatomo-pathologique. En 1862 MM. *Charcot et Vulpian*[1] publient un cas où ils constatent des lésions dégénératives dans les nerfs palatins, avec atrophie musculaire partielle, à la suite de paralysie diphtéritique. En 1863, Humphry[2] donne la relation d'un cas de méningite suppurée au niveau du lobe pariétal.

Ces observations restèrent pendant plusieurs années des faits isolés, et déjà le silence commençait à se faire autour d'elles, lorsque parut le cas de Bühl[3] (1867). Il s'agissait d'une infiltration *diphtéritique* des racines des nerfs, des gauglions spinaux avec extravasats sanguins en voie de ramollissement jaune. La moelle était saine; les nerfs ne furent pas examinés. Pour Buhl cette infiltration diphtéritique des racines donnait naissance à un véritable travail de sclérose ; il se formait autour des éléments parenchymateux des anneaux de tissu conjonctif dont l'action constrictive amenait l'atrophie des tubes nerveux. De là une explication anatomique très complète des phénomènes paralytiques. Sa résorption rendait compte de la guérison.

En 1868, Max Jaffé se range à l'opinion de Buhl.

En 1869, MM. Lépine et Lorain *(Dictionnaire de médecine et de chirurgie)* parlent d'un cas analogue à celui de MM. Charcot et Vulpian, qu'il leur a été donné d'observer.

En 1871, *Œrtel*[4] publie une observation très com-

[1] *Compte rendu de la Société de Biologie*, 1862.
[2] *Gazette médicale de Lyon*, 1863.
[3] *Einiger über Diphtherie. Zeitschrift für Diol.* 1868.
[4] *Arch. für klinische Medicin. Ueber Diphterie*,

plète. Les altérations anatomiques étaient les suivantes : 1° extravasats sanguins dans la cavité arachnoïdienne, entourant complètement les racines, et, pour la plupart, en voie de dégénérescence graisseuse ; 2° infiltration nucléaire des cornes antérieures, des gaînes des nerfs et de la tunique adventice des petits troncs veineux, mêlée à des granulations : 3° exsudat croupal (*croupesis*) dans le canal épendymaire, qui en était obstrué.

En 1876, M. le professeur Pierret communique à la Société de biologie le résultat de l'examen histologique d'une moelle que lui a confiée M. Millard, médecin à Lariboisière, dans le service duquel est mort le malade[1]. Le malade était mort d'une paralysie diphtéritique. Le cas a trait, comme on pourra le voir plus loin, à une méningite pseudo-membraneuse diphtéritique avec endo périnévrite. Comme dans le cas d'Œrtel, M. Pierret a trouvé une infiltration de la tunique adventice des vaisseaux, suffisante pour en obstruer la lumière et pour entraîner des troubles ischémiques.

Tel était l'état de la science, lorsque parut en 1878 le mémoire de M. Dejerine[1]. Ce mémoire, fruit d'un long et conscienscieux travail, contient la relation de cinq cas de paralysie diphtéritique, tous chez des enfants de deux à cinq ans. Dans tous les cas, il s'agit d'une téphro-myélite antérieure subaiguë, avec névrite concomitante.

A ces observations de M. Dejerine il convient d'ajouter que M. Vulpian, sur trois moelles d'enfants morts de paralysie diphtéritique qu'il a examinées, en a trouvé

[1] L'observation a été prise par M. Cuffer, interne de service.
[2] *Archives de physiologie*, 1878.

deux chez lesquelles on notait une raréfaction du tissu conjonctif de la partie externe et postérieure de la corne antérieure de la substance grise, et une modification assez nette des cellules nerveuses de cette partie. Les cellules étaient plus globuleuses, mais le noyau s'apercevait bien par transparence[1].

Ces observations ont révolutionné la science sur ce point; M. Dejerine, généralisant les faits, a voulu voir dans la téphro-myélite antérieure subaiguë, la lésion pathognomonique de la paralysie diphtéritique. La plupart de ceux qui ont écrit depuis sont entrés dans la voie tracée par l'élève de M. Vulpian, à tel point que M. le docteur Archambault, dans une clinique sur les paralysies diphtéritiques du 15 juin 1878, s'exprime en ces termes: « Il s'agissait de recherches dans le système nerveux pour voir si on découvrirait des lésions indiquant le mécanisme suivant lequel s'effectue la paralysie. On s'est livré, à l'étranger et en France (il s'agit des travaux de MM. Buhl, Œrtel, Pierret et Millard) à des travaux que je ne passerai pas en revue, *parce qu'ils n'approchent pas du but*, et que ce serait *perdre inutilement votre temps.* »

Nous nous arrêterons là dans cette rapide esquisse de l'histoire des paralysies diphtéritiques; notre seul but était de montrer par quelles étapes successives avait passé cette histoire. Pour plus amples détails on pourra consulter l'index bibliographique qui est à la fin de notre thèse.

[1] Voir la note de M. Pierret (page 21).

CHAPITRE PREMIER

S DE TÉPHRO-MYÉLITE ANTÉRIEURE SUBAIGUË

Ce chapitre est exclusivement réservé à l'exposition des faits. Pour ne point porter la confusion dans les esprits, nous en avons exclu, dans la mesure du possible, toute interprétation, nous réservant dans la suite, alors que tous les faits auront été exposés, un chapitre de discussion. Nous en avons exclu également les lésions des méninges et des gaînes vasculaires et nerveuses ; comme elles constituent le principal objet de cette thèse, nous leur consacrerons le chapitre suivant en entier. Une seule espèce d'altération va donc ici trouver place, la myélite antérieure subaiguë avec névrite concomitante telle qu'elle a été décrite par M. Dejerine.

Cet auteur, dans un remarquable mémoire, publié par les *Archives de physiologie* (1878), nous fait connaître cinq observations de paralysie diphtéritique. Ces observations ont une grande valeur. Les moindres altérations anatomiques trouvées aux autopsies y sont relatées avec un soin extrême, et interprétées avec la compétence que donnent à l'auteur ses travaux déjà nombreux d'anatomo-pathologiste et de micrographe. Ne pouvant, faute d'espace, reproduire la partie clinique de ces observations dans tout son développement, nous l'avons résumée dans le tableau ci-contre.

Ces cinq observations sont toutes à peu près semblables au point de vue clinique. Chez toutes nous trouvons des symptômes et une marche identiques. Elles ont trait à des paralysies bornées exactement à la motilité, à marche ascendante, à évolution rapide. La sensibilité, à l'exception de l'observation I, où on note une légère diminution, est intacte, les organes des sens sont absolument respectés ; pas de douleurs spontanées. Dans tous les cas la mort a été rapide. Les sujets sont tous des enfants de deux à cinq ans. La seule différence existe dans ce fait que chez le premier et le dernier des petits malades les quatre membres sont pris, tandis que chez les trois autres les membres inférieurs sont respectés. Cette différence, bien que notable, n'est en somme qu'une question de localisation médullaire. La marche du processus inflammatoire n'est point exactement la même dans tous les cas, mais les symptômes qui le traduisent cliniquement sont chez tous identiques.

Nous sommes là en présence d'un appareil symptomatique bien défini, qui diffère, comme nous le montrerons plus tard, du type ordinaire de la paralysie déphtéritique par bien des points. Les lésions anatomiques, comme les symptômes, offrent ce caractère, qu'elles sont, dans les cinq cas, absolument semblables et constituent un type défini.

M. Dejerine a noté au sein des racines antérieures les

OBSERVATIONS	Observation I.	Observation II.	Observation III.	Observation IV.	Observation V.
AGE	5 ans.	3 ans.	3 ans.	3 ans et demi.	2 et demi.
DÉBUT A DATER DE L'ANGINE	15 jours environ.	15 jours.	15 jours.	10 jours.	15 jours.
DURÉE DE LA PARALYSIE	28 jours.	7 jours.	11 jours.	21 jours.	29 jours.
TROUBLES DE LA MOTILITÉ	Paralysie complète du voile du palais, puis des quatre membres.	Paralysie du voile du palais, puis des membres supérieurs.	Paralysie du voile du palais, puis des membres supérieurs.	Paralysie du voile du voile du palais, puis des membres supérieurs du cou et du tronc à un degré très prononcé.	Paralysie du voile du palais, puis des quatre membres, plus prononcée aux inférieurs.
ALTÉRATIONS DE LA SENSIBILITÉ	Sensibilité légèrement touchée (textuel).	Aucune altération n'est mentionnée.	Aucune altération n'est mentionnée.	Pas d'altération de la sensibilité.	Aucune altération n'est mentionnée.
DOULEURS SPONTANÉES	Pas de mention.	Id.	Id.	Id.	Id.
TROUBLES SENSORIELS	Pas de mention.	Id.	Id.	Id.	Id.
TROUBLES TROPHIQUES	Pas de mention.	Id.	Id.	Id.	Id.
MÉCANISME DE LA MORT	Pas de mention.	Broncho-pneumonie.	Pas de mention.	Asphyxie.	Pas de mention.
RÉACTION ÉLECTRIQUE	Diminuée.	Pas de mention.	Pas de mention.	Abolie.	Pas de mention.

lésions suivantes : 1° Aspect moniliforne des tubes nerveux, dû à la fragmentation de la myéline en fines gouttelettes ; 2° disparition ou réduction en fragments du cylindre-axe ; 3° épaississement léger et infiltration nucléaire du tissu conjonctif intertubulaire. Dans l'observation I il y avait également un peu de névrite des nerfs sciatique droit et jambier antérieur gauche.

A côté de ces lésions des racines antérieures, M. Dejerine a trouvé une inflammation légère des cellules des cornes antérieures, une téphro-myélite antérieure subaiguë. Laissons-lui la parole pour la décrire :

« Sauf dans l'observation II, dit-il, où les modifications subies par les cellules *étaient assez légères pour passer inaperçues si la lésion des racines ne nous eût mis sur la voie*, on peut dire que dans les trois autres cas où la moelle a été examinée, les cellules de la substance grise, sans être profondément altérées, étaient loin d'avoir leurs caractères normaux. Nulle part, en effet, nous n'avons observé comme à l'état physiologique, sur une coupe de moelle, l'aspect si caractérisque que présente la substance grise, avec ses groupes cellulaires contenant chacun un grand nombre de cellules, et sillonnée en tous sens par les prolongements cylindre-axe et anastomotiques qui, à l'état normal, cloisonnent en tous sens les cornes antérieures en y formant une sorte de lacis élégant.

« Certaines cellules étaient globuleuses, d'une coloration terne, dépourvues pour la plupart de prolongements ou n'en possédant que de très courts, à noyau et nucléole le plus souvent peu apparents ; en outre, sur certaines préparations, dans l'observation III notamment, elles étaient moins nombreuses qu'à l'état normal ; parfois tout un groupe cellulaire, le groupe antéro-interne par exemple, faisait absolument défaut à la région cervicale, et en employant un plus fort grossissement (200 d.), on aperçoit de petits éléments ratatinés, globuleux, munis encore souvent d'un noyau et d'un nucléole, vestiges probables des cellules préexistantes en voie de disparition. C'est dans l'observation I que ces altérations nous ont paru le plus marquées. A la région cervicale, par exemple, sur plusieurs préparations nous avons compté les cellules des cornes antérieures et nous sommes arrivé à des chiffres au-dessous de la normale, 16 à 20 cellules pour chaque corne antérieure; on sait qu'à l'état physiologique le nombre en est passablement plus élevé. »

Ces altérations manquent de caractères bien tranchés. M. Dejerine n'a pas vu le lacis des prolongements; mais les micrographes savent combien il est difficile de le mettre en lumière et de le conserver. De son absence il n'est pas permis de conclure à un état pathologique. Pour des raisons développées dans la note [1] ci-dessous, nous pensons également qu'on ne saurait, en anatomie pathologique, accorder une valeur bien grande à la déformation globuleuse des cellules grises chez les enfants et à la diminution de leur nombre. Restent les autres caractères

[1] Il est impossible de savoir au juste combien on doit rencontrer de cellules nerveuses dans une coupe de moelle. Leur nombre dépend de l'épaisseur de la coupe et aussi du point où elle a été faite. L'anatomie comparée fait voir que la moelle doit être considérée comme une série de chaînons accolés bout à bout. Dans l'intervalle des chaînons les cellules sont moins nombreuses. Il en est ainsi chez l'homme, car il y a pour chaque région une série de nœuds où le nombre des cellules est au maximum.

Chez les enfants en bas âge et chez les animaux jeunes, les cellules nerveuses ont ordinairement une forme plus arrondie que chez les adultes. (Note de M. Pierret).

pathologiques des cellules, comme l'obnubilation du noyau et l'atrophie. Ils semblent, mieux que les premiers, témoigner d'un état inflammatoire, mais les cellules qui les présentaient étaient en petit nombre. Les altérations de la substance grise nous paraissent donc ici fort légères, et M. Dejerine lui-même, si affirmatif quant aux lésions des racines antérieures, se montre beaucoup plus réservé vis-à-vis des caractères inflammatoires des cellules motrices.

Tels sont les deux ordres de lésions anatomiques trouvés par M. Dejerine. L'auteur ne borne pas son travail à les énumérer ; il voit entre elles un rapport de causalité.

Ce rapport, le voici : on sait que lorsqu'un nerf est séparé, par section ou compression de son centre trophique, il devient le siège d'une inflammation dégénérative. Vers le dixième jour qui suit la section, on voit la myéline se fragmenter en blocs arrondis et le cylindre-axe se segmenter ; au quinzième jour les lésions sont plus avancées, le cylindre a disparu, les noyaux de la gaîne ont proliféré. Plus tard enfin la myéline disparaît comme le cylindre-axe et il ne reste plus que la gaîne repliée sur elle-même ; son aspect est moniliforme et dans son intérieur on ne trouve plus que quelques noyaux.

Or l'auteur, comparant ces lésions de la dégénérescence wallérienne à celles qu'il a rencontrées lui-même dans les racines antérieures, les trouve semblables et conclut que ces racines ont, dans les cas observés, cessé d'être en communication avec leur centre trophique, les cellules motrices ; ce qui les place dans les conditions d'un nerf sectionné. M. Dejerine recherche alors quelles lésions peuvent, dans l'espèce, avoir soustrait les racines à l'influence de la substance grise, et il les trouve, soit dans une méningite pseudo-membraneuse avec endopérinévrite pouvant amener, par la compression des exsudats, l'atrophie des conducteurs, soit dans une inflammation des cellules des cornes antérieures de la moelle, suffisante pour entraîner la perte de leur fonctionnement physiologique; or, de ces deux ordres d'altérations, le premier se retrouve tout entier dans l'observation de méningite diphtéritique de MM. Pierret et Millard, que nous publions au chapitre suivant ; mais dans les cas de M. Dejerine ces lésions sont hors de cause, puisque l'examen le plus scrupuleux ne lui a pas montré trace d'inflammation des méninges. C'est donc, pour l'auteur, la myélite des cornes antérieures qui est le point de départ de l'altération pathologique des racines. « Bien que les altérations, dit M. Dejerine, de la substance grise de la moelle épinière (cellules et névroglie), que nous avons observées dans nos examens soient des altérations légères, *qui dans quelques-uns des cas auraient pu passer inaperçues si la lésion des racines antérieures ne nous eût mis sur la voie ;* bien que ces lésions médullaires soient beaucoup moins marquées que dans les *inflammations communes*, ordinaires de la moelle, elles nous paraissent suffisantes cependant pour déterminer dans les racines la lésion dégénérative que nous y avons décrite. »

Ce rapport de causalité entre l'altération des tubes des racines et l'inflammation des cellules motrices est loin de nous paraître aussi évident qu'à l'auteur. Nous savons bien que la névrite dégénérative a été notée comme une lésion constante de la paralysie infantile ; mais combien dans les deux cas diffèrent d'intensité les lésions de la cellule ! Dans la paralysie infantile les cellules motrices disparaissent souvent presque toutes, laissant à leur place un amas de noyaux dus à la prolifération de la névroglie ou deviennent le siège d'une atrophie pigmentaire très accusée. Dans les cas de M. Dejerine, au contraire, nous ne constatons, si l'on excepte l'observation I, où les lésions étaient assez nettement accusées, que des altérations fort légères, une coloration un peu terne, un noyau un peu moins apparent, des prolongements moins accusés. L'auteur lui-même semble avoir conscience de ce fait, lorsqu'à propos de l'observation II il déclare que les altérations des cellules motrices auraient pu lui échapper, s'il n'avait été conduit à les rechercher par ce raisonnement synthétique dont nous venons de parler. Or, dans cette même observation II où les lésions des cornes antérieures sont si légères, les racines antérieures ne laissent pas que d'être notablement altérées, ainsi qu'il ressort du passage suivant : « Les tubes altérés présentaient les modifications suivantes : myéline réduite en fragments, en blocs arrondis, fortement colorés par l'acide osmique; protoplasma du noyau de chaque cellule remplissant la gaîne..... Le cylindre-axe fragmenté comme la myéline, était encore visible, coloré par le picro-carmin dans l'intérieur des blocs de myéline. »

Ces lésions correspondent au dixième jour de la dégénérescence wallérienne; or, dans l'observation II la paralysie ne date que de sept jours ; toutes ces raisons militent contre l'origine attribuée par M. Dejerine aux altérations des racines.

Ajoutons, en outre, que cette même lésion des racines a été rencontrée par M. Dejerine lui-même dans deux cas de *paralysie ascendante aiguë*, alors que la substance grise était absolument saine. Voici l'observation dans ce quelle a d'essentiel :

Union médicale (27 juillet 1878.) *Académie des sciences.* — M. Vulpian présente une note de M. Dejerine sur l'existence de lésions des racines antérieures dans la paralysie ascendante aiguë.

«.... Nous avons eu l'occasion d'observer cliniquement deux cas de paralysie ascendante aiguë. Si, dans ces deux cas, l'examen de la moelle épinière, soit à l'état frais, soit après durcissement dans l'acide chromique, ne nous a montré aucune espèce d'altération appréciable à nos moyens actuels d'investigation, l'examen des racines antérieures nous a montré au contraire que ces dernières étaient le siège d'altérations....

«.... L'examen a porté sur *toutes les racines antérieures ;* sur chaque préparation nous avons constaté de la façon la plus évidente l'altération d'un certain nombre de tubes nerveux, qui présentaient les lésions de la névrite parenchymateuse, à savoir : fragmentation de la myéline en gouttes et en gouttelettes, donnant à certains tubes l'apparence moniliforme ; hypergenèse du protoplasma de chaque segment interannulaire, et multiplication des noyaux de la gaine de Schwann. Sur ces tubes ainsi altérés le cylindre-axe avait complètement disparu....

« Dans les nerfs intramusculaires des membres paralysés, nous avons trouvé aussi, dans toutes nos préparations, un certain nombre de tubes altérés. »

Ces lésions radiculaires sont *absolument* semblables à

celles décrites par le même auteur dans les cinq cas de paralysie diphtéritique; mais ici il n'y a pour les expliquer ni myélite des cornes ni méningite. M. Dejerine ne nous dit pas quelle est ici la nature de cette névrite, qu'ailleurs il appelle *dégénérative*. De ce fait nous devons conclure que le rapport de cause à effet que M. Dejerine affirme devoir exister entre la lésion radiculaire et la myélite des cornes, est loin d'être rigoureux.

Ajoutons à ce qui précède une considération qui nous semble avoir quelque importance. M. Dejerine nous met en présence de deux ordres d'altérations, d'un côté une lésion *relativement considérable* des racines antérieures, de l'autre une inflammation *très légère* de la substance grise : quel est de ces deux ordres de lésions celui qui est primitif? quel est celui qui est secondaire? Pour M. Dejerine, la lésion secondaire est la plus intense; il y a là tout au moins un abus de langage.

Nous pensons qu'il est plus logique d'admettre que la névrite parenchymateuse des racines antérieures n'est point toujours une inflammation secondaire, et qu'elle peut se développer spontanément sous l'influence directe d'un processus irritatif, alors même que les centres trophiques conservent toutes les apparences d'agents en état de fonctionner.

Ces réserves faites, achevons l'analyse du mémoire de M. Dejerine.

En dehors des altérations des éléments kinésodiques de la moelle, l'auteur n'a rien trouvé; les cornes postérieures, les racines postérieures étaient dans toute la longueur de la moelle, absolument saines ainsi que les cordons postérieurs.

Voici les conclusions de l'auteur :

« 1° Il existe dans les paralysies consécutives à la diphtérie une lésion des racines antérieures. Cette lésion, analogue à celle que l'on observe dans le bout périphérique d'un nerf sectionné, est de nature inflammatoire.

« 2° Cette *lésion est constante :* nous l'avons toujours rencontrée dans nos examens.

« 3° L'altération des racines antérieures a toujours été, dans tous nos examens, rigoureusement correspondante aux phénomènes paralytiques observés pendant la vie. Dans les cas où la paralysie était bornée aux membres supérieurs, l'altération des racines ne s'observait plus à partir des premières paires dorsales.

« 4° Le degré de l'altération des racines a toujours été en raison directe de la durée de la paralysie. Plus cette dernière avait duré longtemps, plus les tubes nerveux étaient altérés.

« 5° Les racines postérieures ne nous ont jamais présenté de lésions manifestes.

« 6° L'examen de la moelle épinière paraît démontrer que cette altération des racines est secondaire et qu'elle est consécutive à une altération médullaire.

« 7° Cette altération médullaire est de nature probablement inflammatoire, elle siège dans la substance grise de la moelle épinière, sans affecter la substance blanche. Cette altération est légère, du moins dans les cas que nous avons observés ; elle n'a pas de localisation appréciable dans aucun des groupes cellulaires de la substance grise ; elle paraît être à la fois interstitielle et parenchymateuse. On peut désigner cette altération sous le nom de téphro-myélite légère, par opposition aux formes ordinaires de la téphro-myélite.

« 8° Nous n'avons jamais rencontré, dans nos recherches, les champignons décrits par certains auteurs, comme la cause de la paralysie diphthéritique.

« 9° La doctrine de la spécificité de la paralysie diphthéritique nous semble infirmée non seulement par l'observation clinique, mais encore par l'étude des lésions que nous venons de décrire. »

Ces conclusions nettes et précises expriment bien et les lésions observées et les rapports de subordination que l'auteur voit entre elles. Il nous semble toutefois, si nous ne nous faisons illusion, que M. Dejerine se laisse entraîner à généraliser ses conclusions ; l'idée qui ressort de leur lecture est que la paralysie diphtéritique est une téphromyélite antérieure subaiguë, analogue à celle décrite par Duchenne, Charcot etc. ; cette généralisation des lésions observées, à l'ensemble des cas de paralysie, est encore bien plus nettement exprimée dans ces quelques lignes (page 134) : « Des faits que nous venons de rapporter nous croyons dès à présent être en droit de conclure à *l'existence constante* de lésions des racines antérieures dans la paralysie diphthéritique ». Voici maintenant pour les lésions de la substance grise (page 136) : « Nous croyons, en un mot, dit M. Dejerine, pouvoir conclure à l'existence dans la paralysie diphthéritique, d'une altération inflammatoire de la substance grise de la moelle épinière. »

Cette tendance à généraliser la myélite dans la paralysie diphtéritique nous semble d'autant plus fâcheuse qu'il existe en regard des cas observés par M. Dejerine des observations très nettes de méningite dans l'affection qui nous occupe. Nous les reproduirons au chapitre suivant; mais qu'il nous soit permis de dire ici qu'en dehors des observations de MM. Bühl, Œrtel, Pierret et Millard, il existe deux observations récentes et inédites, qui ne sont poins favorables aux idées de M. Dejerine.

La première, bien que nous ignorions à quelles lésions elle a trait, n'est certainement pas une myélite antérieure subaiguë. Son existence nous est révélée en ces termes par M. Archambault (*Union médicale*, 15 juin 1878) : « Je souhaite que ce travail (celui de M. Dejerine) remarquable, soit le *premier pas sûr* fait vers la découverte de la lésion qui tient sous sa dépendance la paralysie « diphthéritique; mais l'étude de la moelle du petit garçon que nous avons perdu, étude faite dans le laboratoire de M. Vulpian, ne serait pas confirmative des idées de M. Dejerine. Mon interne, M. Petel, se propose de la publier. »

Cet aveu a d'autant plus de valeur, que M. Archambault est entièrement favorable à l'opinion de M. Dejerine, et que la moelle dont il s'agit a été examinée dans ce même laboratoire de M. Vulpian, d'où sont sorties les observations de myélite.

La seconde observation est entre les mains de M. Dejerine lui-même, qui a bien voulu montrer les pièces à M. Pierret, de qui je tiens la communication suivante, relative aux lésions qu'on y trouve :

« Dans les nerfs du voile du palais, il existe une névrite ascendante très accentuée, à la fois parenchymateuse et interstitielle. Cette dernière s'accompagne d'accumulation de leucocytes dans les espaces conjonctifs péritubulaires.

« Il existe, en outre, d'après les renseignements fournis par M. Dejerine, une véritable méningite exsudative, qui par places a pu donner naissance à des foyers fibrino-purulents.

« D'ailleurs cette observation, qui confirme les résultats acquis par les travaux de Bühl, Œrtel, Pierret et Millard, sera certainement publiée dans tous ses détails. »

CHAPITRE II

LÉSIONS DES MÉNINGES ET DES GAINES DES NERFS ET DES VAISSEAUX

Avant d'aborder les lésions des méninges, nous croyons convenable d'ouvrir ce chapitre par l'observation de MM. Charcot et Vulpian, qui a été la première pierre de l'édifice anatomo-pathologique construit depuis; la voici avec la partie clinique résumée.

La femme Guillory, 51 ans, admise à la Salpêtrière pour un carcinome utérin, le 1er mars 1862, est prise le 30 mars d'angine diphtéritique. On note une douleur vive à l'isthme du gosier, exaspérée par la déglutition. Des fausses membranes épaisses et tenaces occupent l'amygdale droite, la moitié droite du voile du palais et la luette; plusieurs fois enlevées, elles se reproduisent avec persistance.

Le 9 avril, plus de fausses membranes; plus de douleur; léger nasonnement de la voix.

Le 10 avril, le nasonnement a fait de tels progrès que la parole est devenue inintelligible. La déglutition des liquides est à peu près impossible, celle des solides très difficile. Le voile du palais, sans être flasque et tombant, reste en grande partie immobile pendant la prononciation des voyelles A et E, ainsi que pendant la déglutition simulée. La sensibilité générale est partout normale. Pas de paralysie des membres; pas de troubles de la vue; pas d'albumine dans les urines.

20 mai, métrorrhagie très abondante.

23 mai, pleurésie.
26 mai, mort.

Autopsie. — Les muscles du voile du palais paraissent, examinés à l'œil nu, plus pâles que dans l'état normal.

L'examen microscopique des fibres de ces muscles montre que la plupart d'entre elles ont conservé leurs caractères ordinaires; on voit assez manifestement leurs stries transversales (l'examen n'est fait que vingt-quatre heures après la nécropsie). Mais on trouve çà et là, interposées aux fibres saines, des fibres plus ou moins remplies de fines granulations graisseuses. Quelques-unes de ces dernières fibres sont parsemées, à l'intérieur, d'un grand nombre de ces granulations.

Les nerfs musculaires du voile du palais présentent des altérations remarqubles. Certains filets nerveux sont constitués par des tubes entièrement vides de matière médullaire. De distance en distance, on voit sous le névrilème des corps granuleux, dont quelques-uns sont elliptiques, pourvus d'un noyau bien distinct, et dont d'autres sont plus allongés, et semblent dépourvus de noyau. Les filets nerveux altérés à ce degré sont rares; la plupart ne sont que partiellement altérés; ils sont composés de tubes nerveux de deux sortes. Dans les uns la matière médullaire est complètement intacte, dans les autres la matière médullaire est devenue granuleuse. Les tubes altérés ont conservé encore jusqu'à un certain point leur largeur, mais au lieu de la substance médullaire normale, on y voit des granulations très fines, tantôt juxtaposées dans une assez grande longueur, tantôt formant des agglomérats peu étendus, simulant des corps granuleux. Outre ces granulations enfermées dans les gaînes des tubes, il y a un semis de fines granulations graisseuses, soit dans l'intervalle des tubes, soit sous le névrilème commun; enfin, il y a quelquefois sous ce névrilème quelques corps granuleux tout à fait semblables à ceux que l'on trouve, par exemple, dans certains foyers de ramollissement cérébral. La membrane muqueuse de la face buccale du voile du palais a été trouvée saine. Cependant il y a çà et là quelques fines granulations graisseuses. Quelques-uns des filaments nerveux qui s'épanouissent dans cette membrane ont été examinés et ont paru entièrement sains.

Ces lésions constituent, pour nous, une névrite, dont la

cause doit évidemment ici être attribuée à l'angine. Cette inflammation de voisinage a envahi les extrémités des nerfs palatins, et les altérations décrites par MM. Charcot et Vulpian, ne sont que le résultat ultime d'un processus inflammatoire déjà ancien. Cette origine nous paraît d'autant plus légitime que toute autre explication fait défaut. On ne saurait en effet voir dans cette dégénérescence des nerfs le résultat de l'inertie des muscles, puisque, comme les observateurs prennent soin de nous le dire, le voile du palais fut électrisé pendant tout le temps de la maladie. On ne peut davantage y voir une dégénérescence wallérienne, car, dans les résultats de l'autopsie, rien n'indique soit une compression des conducteurs, soit une altération des cellules grises.

L'idée que la diphtérie peut se localiser sur les enveloppes du cerveau ou de la moelle se présente naturellement à l'esprit. Ne la voyons-nous pas chaque jour frapper les points les plus divers des systèmes cutané, muqueux et séreux? Pourquoi les enveloppes du système nerveux central seraient-elles respectées? Tout semblait indiquer qu'un jour on y découvrirait les atteintes du poison diphtéritique. M. le Dr Faure (1859) avait pressenti l'avenir lorsqu'il disait : « Pour expliquer les phénomènes d'une paralysie aussi générale, ne pourrait-on pas admettre, ainsi que me le disait dernièrement un chirurgien des hôpitaux de Paris, sans attacher toutefois une très grande importance à cette supposition, que certaines régions des centres nerveux, les ventricules cérébraux peut-être, sous l'influence diphtéritique générale, peuvent devenir le siège d'une sorte d'exsudation pseudo-membraneuse entraînant d'une manière plus ou moins complète la perte des fonctions dans les organes affectés ? »

La première relation d'une lésion méningée dans la paralysie diphtéritique, est de Humphry. La *Gazette médicale de Lyon* (1863) nous donne la traduction de l'observation en ces termes :

Observation. — M. Humphry vit en mars 1863, au milieu d'une épidémie de diphtérie, un enfant de 11 ans, qui en était atteint. Il avait guéri, grâce à une diète généreuse, et à des gargarismes au biborate de soude, lorsque quinze jours après le commencement de la maladie il se plaignit de douleurs de tête, et dans la nuit suivante il perdit l'usage de la jambe et du bras droits. Il avait de la dysphagie et de la difficulté de parler. La paralysie des membres guérit peu à peu, mais il conserva une difficulté d'avaler et eut de temps en temps des accès de suffocation, comme si un peu de nourriture introduite dans les voies aériennes menaçait de l'étrangler. Il mourut le 16 avril, étouffé par les mucosités accumulées dans la trachée, et qu'il était incapable d'expectorer.

Autopsie. — Pas d'inflammation du larynx, des poumons ni des bronches, qui contiennent beaucoup de mucus spumeux. A la surface de l'hémisphère cérébral gauche, à l'endroit correspondant au bord supérieur du temporal, il existe un point suppuré avec ramollissement de la substance cérébrale sous-jacente.

Il s'agit là, comme on le voit, d'une méningite limitée ayant déterminé un foyer de suppuration.

En 1867, Bühl publia la relation d'une autopsie de paralysie diphtéritique, dont M. P. Magne, dans sa thèse donne le compte rendu suivant :

Il s'agit d'un homme de 45 ans, qui paraît être mort dans un état d'affaiblissement extrême, et alors que la paralysie existait depuis longtemps déjà. Il trouva dans le cerveau de nombreux petits extravasats sanguins avec ramollissement périphérique ; à leur point d'union, les racines postérieures et antérieures de la moelle, y compris les ganglions spinaux, avaient un volume presque double et étaient colorés en rouge sombre par des extravasats sanguins, lesquels offraient déjà les signes du ramollissement jaune. La cause de cet épanchement était une infiltration diphtéritique des gaînes nerveuses, étendu aussi au tissu conjonctif interstitiel. C'est dans le segment lombaire que cette augmentation de volume avait atteint son plus haut degré. Elle était moins accusée dans la région cervicale et encore moins dans le segment dorsal. La moelle était peu lésée; les troncs nerveux ne furent pas examinés.

Cette infiltration, pour Bühl, est caractéristique de la diphtérie ; elle est constituée en effet par des corps cellulaires particuliers à cette affection *(cycoide Körper)* et qu'on retrouve non seulement dans les fausses membranes des muqueuses, mais encore dans le tissu de la muqueuse elle-même. La découverte de cette infiltration des gaînes des nerfs, fut pour Bühl le point de départ d'une théorie pathogénique de la paralysie que Nothnagel[2] nous expose en ces termes :

« Bühl est aujourd'hui d'avis que par cette infiltration diphtéritique qu'il considère comme une hypertrophie inflammatoire des cellules du tissu conjonctif et du tissu muqueux, la paralysie diphtéritique peut être limitée dans ses formes variables.

« L'hypertrophie du tissu conjonctif, au début, augmente le volume extérieur du névrilème, et dans son développement ultérieur produit la rétraction du tissu, soit un assemblage de cordons circulaires autour des faisceaux nerveux. On a donc une paralysie par compression, variable suivant le degré de l'étranglement. L'hypertrophie conjonctive qui enveloppe ainsi les faisceaux nerveux peut alors persister ou disparaître par voie de résoption.

[1] Nothnagel. *Die nervösen Nachkrankheiten des abdominal Typhus.* — *Deutsche Archiv für klinische Medicin*, 1872.

« De toutes ces observations, ajoute Bühl, il paraît logique de conclure que les accidents paralytiques ont une marche absolument parallèle à celle de l'action constrictive produite par l'hypertrophie du tissu conjonctif. »

De tout ce qui précède, il reste établi ce fait anatomique fort important, que dans le cas précédent, les gaînes des nerfs et les espaces intertubulaires étaient infiltrés d'éléments figurés. Nous retrouverons plus loin une altération analogue dans le cas de M. Pierret.

Abordons maintenant l'observation d'Œrtel. Cet expérimentateur nous apprend d'abord qu'il se trouve dans la diphtérie des infiltrations *de cellules un peu différentes des corpuscules du pus*, et cela dans tous les tissus. Laissons-lui la parole pour exposer les lésions qu'il a découvertes :

« Il se forme dans les tissus, dit-il, pendant la diphtérie, les altérations les plus étendues. Je trouvai une infiltration de noyaux agglomérés en masse, quelque chose différant un peu d'un amas de corpuscules du pus, et cela, dans tous les cas que j'ai pu observer ; je la trouvai non seulement sur les muqueuses recouvertes de fausses membranes diphtéritiques, mais presque dans tous les organes, dans tous les tissus sous-épithéliaux et sous-muqueux du pharynx, du larynx, de la trachée-artère et des bronches ; je la trouvai également dans les poumons, dans le tissu cellulaire sous-pleural et le tissu interstitiel des muscles, dans le cœur, dans les reins, dans l'estomac ; dans les tuniques des vaisseaux sanguins, même quelquefois *au plus haut degré dans les vaisseaux du cerveau et de la moelle épinière*, dans le nevrilème, les membranes cérébrales et rachidiennes et *même dans la substance grise de la moelle.* Le cas le plus récent de diphtérie, sur lequel je donnerai plus tard des détails nouveaux, est relatif à un vigoureux cordonnier, antérieurement bien portant. Voici l'observation :

Observation. — Jean Dirr, 28 ans, cordonnier, marié, fut reçu le 7 novembre 1869 à l'hôpital de Munich, avec toutes les apparences d'une paralysie complète. Ce malade, dix semaines auparavant, avait eu une violente diphtérie de la gorge, qui lui fit garder le lit pendant quatre semaines et le rendit très malade. Quand les dernières traces de l'inflammation de la gorge eurent disparu, se montrèrent bientôt les premiers symptômes d'une paralysie du voile du palais.

Quinze jours après la fin de la diphtérie, temps pendant lequel le malade put sans fatigue faire quelques promenades, apparurent les premiers troubles de la motilité à l'extrémité supérieure droite et dans les muscles de l'accommodation. Du bras droit, où la motilité fut bientôt complètement abolie, la paralysie descendit au pied droit, puis remonta à la main gauche, pour atteindre bientôt le pied gauche. Puis furent atteints les muscles du larynx, les muscles pectoraux et dorsaux, tant qu'enfin la paralysie devint complète et le malade mourut le 11 novembre avec toute l'apparence d'une paralysie des muscles de la respiration. A l'examen laryngoscopique du malade, qui était complètement aphone, on pouvait voir les cordes vocales dans la position intermédiaire entre l'inspiration et la phonation, position qui provenait plus ou moins de la paralysie des muscles antagonistes, et qui changeait peu par les essais d'intonation... En excitant les muscles par des courants induits, on obtenait des secousses, mais ils étaient incapables de produire un mouvement, même en les tétanisant. La sensibilité électro-musculaire était amoindrie au plus haut degré comme la sensibilité générale. La miction ne pouvait s'accomplir qu'au prix des plus grands efforts et les selles n'étaient déterminées que par les purgatifs les plus violents.

On trouve à l'autopsie, en même temps qu'une atrophie avec dégénérescence graisseuse des muscles, des extravasations sanguines dans les méninges spinales. Ces extravasations, soit fraîches, soit anciennes, siégeaient surtout du côté droit où les *racines des nerfs étaient complètement entourées des coagulations sanguines ;* on trouve en outre *une masse de végétations de noyaux* dans la substance grise de la moelle. L'examen macroscopique n'y décelait absolument rien.

L'infiltration nucléaire se trouvait plutôt dans les cornes antérieures de la substance grise, qui était parsemée d'hémorrhagies. La plupart des noyaux étaient infiltrés de granulations graisseuses.

Les granulations graisseuses étaient tantôt simplement confluentes, tantôt s'aggloméraient entre elles, au point de former de grosses masses graisseuses sous forme de boules, qui entouraient les vaisseaux à la manière d'une enveloppe, ainsi que les tubes nerveux, les racines en avant comme en arrière et les cordons de la moelle ; leur configuration représentait parfois des images bizarres. J'ai trouvé des dégénérations graisseuses dans les capillaires de la moelle et des *végétations de noyaux dans la tunique adventice des petits troncs veineux.* Il existait, chose extraordinaire, un *exsudat croupal* sur l'épithélium du canal central de la moelle. Cet exsudat fermait complètement la lumière du canal et s'étendait dans toute la longueur avec quelques petites interruptions. Sous l'épithélium du canal de l'épendyme existait une infiltration granuleuse en masse, qui s'étendait au loin, à droite et à gauche, dans le tissu environnant...

Telle est l'observation d'Œrtel ; on y trouve : 1° des extravasations sanguines et des hémorrhagies, les premières autour des racines des nerfs, les secondes dans la substance grise ; 2° des *infiltrations de noyaux* dans la substance grise et dans la tunique adventice des petits troncs veineux ; 3° des granulations graisseuses développées sur les noyaux eux-mêmes et disposées en masses autour des vaisseaux et des nerfs ; 4° un exsudat croupal du canal de l'épendyme.

Œrtel insiste sur les hémorrhagies dans ces lignes qui suivent l'observation :

On trouve constamment dans la diphtérie des hémorrhagies capillaires; ce fait est, à mon avis, si caractéristique, qu'il constitue un des éléments du diagnostic. Ces hémorrhagies capillaires se trouvent en grand nombre, surtout dans le tissu sous-épithélial et sous-muqueux de la membrane couverte d'exsudats diphtéritiques. On les trouve ensuite dans le tissu du poumon, où même elles peuvent former de petits infarctus, puis dans la plèvre, dans la péricarde, et ici surtout, dans le feuillet viscéral, mais souvent dans le pariétal. On les rencontre en général dans les séreuses, dans le péritoine, dans la dure-mère du cerveau et de la moelle, dans les capsules des ganglions lympathiques. De ces derniers organes, ceux qui reçoivent les vaisseaux venant des parties lésées, sont le plus affectés.

Les ganglions sont parsemés de nombreuses hémorrhagies capillaires, à tel point que le tissu peut se déchirer; alors on trouve près de la moitié de la glande entourée d'un épanchement sanguin.

Ce dernier signe est également un bon critérium de diagnostic. Dans l'infection *diphtéritique* générale, on trouve ces hémorrhagies également dans le foie, les reins, les muscles, le cerveau et la moelle, et ici aussi bien dans la substance grise que dans la blanche; on les trouve dans les cornes antérieures et postérieures, comme dans les parties centrales et dans la queue de cheval. Ces hémorrhagies deviennent plus considérables à la sortie des racines nerveuses au point de déterminer de la compression, comme je l'ai vu, des gaînes nerveuses, des racines antérieures et postérieures, des ganglions intervertébraux et des nerfs périphériques. La rate était sensiblement augmentée de volume; dans beaucoup de cas elle était friable; la pulpe, d'un rouge bleu, avait la consistance d'un liquide; dans d'autres cas je la trouvai dure et les corpuscules de Malpighi étaient fortement augmentés de volume; j'ai trouvé, dans les cas graves, les reins frappés d'inflammation parenchymateuse; les cellules des canalicules étaient augmentées de volume, troubles, avec des nucléoles plus ou moins visibles.

Outre ces hémorrhagies, Œrtel a trouvé dans les ganglions lymphatiques du cou une hyperplasie des cellules lymphatiques.

Chez tous les animaux soumis à ces recherches[1], dit-il, les ganglions lymphatiques du cou et de la poitrine étaient tuméfiés à un degré extraordinaire et gorgés de sang. Les recherches microscopiques démontrèrent que leur accroissement de volume était le résultat d'une abondante prolifération de leurs éléments cellulaires et que le tissu connectif propre n'y coopérait que faiblement, quoique chez trois lapins, le tissu cellulaire glanduleux eût paru manifestement hypertrophié. Sous les éléments conjonctifs se présentaient assez souvent de nombreuses cellules fermes et compactes, indiquant un vif accroissement endogène des corpuscules lymphatiques.

Voici maintenant la traduction de deux expériences faites par Œrtel sur des pigeons ; ces expériences, qui sont des inoculations, sont intéressantes en ce point que l'autopsie a révélé dans un cas une forte congestion des méninges, et dans l'autre, une multiplication de noyaux dans la tunique adventice des vaisseaux des centres nerveux. Bien que les animaux inoculés n'aient pas présenté des phénomènes paralytiques nettement accusés, nous croyons utile de produire ici ces deux expériences, car les altérations des méninges et des vaisseaux qui président à la nutrition du système nerveux central, altérations trouvées à l'autopsie des pigeons, mettent en lumière l'action nocive du poison diphtéritique sur le sytème nerveux.

1re EXPÉRIENCE. — *Pigeon gris inoculé le 24 mars, trouvé mort au bout de 48 à 50 heures.* — L'animal se montra, le jour qui suivit l'opération, très vigoureux ; il avait bon appétit et se promenait. Le jour suivant, il devint faible et déprimé, restait immobile et sans appétit, et loin de se montrer craintif, comme

[1] Il s'agit ici d'animaux inoculés avec des exsudats diphthéritiques.

avant l'opération, ne bougeait plus de place quand on l'excitait. La respiration, pendant tout ce temps, parut peu atteinte.

Autopsie. — La peau était fortement adhérente à la plaie musculaire ; pas de suppuration. Le fait le plus remarquable était une infiltration séreuse du tissu sous-dermique, s'étendant dans une circonférence de 6 à 10 millim. autour de la plaie ; partout ailleurs, le tissu cellulaire était peu injecté et sans infiltration. Le muscle grand pectoral droit, sur lequel avait porté l'inoculation, était, comparativement au muscle grand pectoral gauche, plus foncé en couleur, mais saus extravasats sanguins. Dans le voisinage de la plaie, le muscle était extraordinairement friable ; dans la plaie même, il se trouvait des débris ramollis ; rien à l'œil nu n'indiquait si ces débris étaient dus à la matière inoculée ou s'ils étaient constitués par des parcelles détachées du muscle. Les bords de la plaie et la plaie elle-même apparurent colorés en noir. Dans les parties voisines on ne trouva aucun épanchement sanguin, aucune trace de pus ni de sérosité.

Le pharynx, la trachée, les poumons furent trouvés sains comme le cœur et les organes du bas-ventre. *Les méninges cérébrales étaient fortement injectées de sang;* la substance cérébrale n'était pas congestionnée et avait sa consistance normale. Le sang était plus fluide qu'à l'état normal.

2e EXPÉRIENCE. — *Pigeon noir, mort environ 60 heures après l'inoculation.* — L'animal présenta les mêmes symptômes que le pigeon gris. Pas de gêne respiratoire.

Autopsie. Le tissu sous-cutané, dans le voisinage des deux plaies d'inoculation, au gésier et au muscle grand pectoral, se montrait vivement injecté, à un degré plus accentué que chez le premier pigeon. Il y avait aussi des extravasats sanguins dans le tissu cellulaire sous-cutané, notamment au niveau du gésier. Ces extravasats n'étaient pas aussi nombreux que chez des lapins que j'ai inoculés. Cette injection se perdait d'une part vers la cuisse, de l'autre vers l'aile, et au niveau de la plaie du gésier formait un petit cercle de 2 centim. 1/2 de diamètre. Le muscle grand pectoral droit, lieu de l'inoculation, était d'une couleur remarquablement plus foncée que l'autre. Les bords de la plaie, qui avaient environ 5 à 6 millimètres de longueur sur 5 de profondeur, présentaient un enduit gris, visqueux; la fibre musculaire elle-même, à partir des bords de la plaie, dans une étendue de 5 à 6 millimètres, présentait cette coloration grise. Le tissu musculaire était friable, de sorte qu'au moindre attouchement il s'en détachait de petites parcelles. Dans la profondeur de la plaie se trouvaient trois petites masses caséeuses de la grosseur d'une tête d'épingle ; il était difficile de dire si elles provenaient de la matière inoculée ou si elles étaient des débris du muscle. En coupant ces muscles, je trouvai de nombreux pointillés rougeâtres que je reconnus pour des hémorrhagies capillaires.

Dans le gésier se trouvait un exsudat de 2 centimètres de large environ sur 1 de long. Cet exsudat se trouvait sur la muqueuse et n'y adhérait que légèrement. Je trouvai, en outre, une forte hypérémie sur la muqueuse du gésier, qui était parsemée de petits extravasats sanguins.

Les membranes cérébrales, légèrement opaques, étaient un peu plus injectées. La substance cérébrale, comparée à celle d'un autre pigeon, ne montrait aucun engorgement anormal.

A l'inspection microscopique on trouvait les mêmes lésions que chez le premier pigeon.

Dans les vaisseaux des membranes cérébrales on voyait, par places, des dépôts manifestes de noyaux dans l'adventice.

On trouva aussi des micrococcus dans les vaisseaux et les méninges.

A la suite de cette observation d'Œrtel et de ses expériences sur des pigeons, l'observation de MM. Pierret et Millard vient se placer tout naturellement, leur servant à la fois de confirmation et de complément; l'examen histologique, très complet, comme on le pourra voir, a été fait par M. Pierret ; l'observation clinique a été donnée par M. Millard, médecin à Lariboisière, dans le service duquel est mort le malade, et rédigée par l'interne du service, M. Cuffer.

L'histoire clinique du malade est malheureusement incomplète ; les détails ne sont pas assez précis pour nous permettre aucun essai d'interprétation physiologique des symptômes; le seul fait qui en ressorte clairement est l'existence d'une angine diphtéritique, antérieurement à la paralysie. Ajoutons, en outre, que l'état du malade est noté dans l'observation plusieurs fois à des dates différentes, ce qui est un gage précieux de véracité.

Voici cette observation :

Observation. — Jourdain, 39 ans, entre le 6 décembre à l'hôpital pour une angine diphtéritique occupant la luette, les amygdales et les piliers droits; puis consécutivement survient une bronchite pseudo-membraneuse, plus intense à droite qu'à gauche.

20 décembre. Pneumonie du lobe inférieur droit.

23 décembre. Pneumonie du lobe supérieur droit avec adynamie.

4 janvier. Au sommet droit on entend une respiration soufflante, reste de la pneumonie.

A gauche : point de côté persistant, mais rien à l'auscultation ni à la percussion. (Vésicatoire.)

5 janvier. Douleurs moins vives depuis le vésicatoire. Pas de traces de pleurésie. Peu de sommeil.

(Soir). Point de côté presque disparu.

7 janvier. Point de côté peu marqué, toux fréquente; expectoration abondante, non colorée. Au sommet droit rien de nouveau.

8 janvier. Point de côté disparu. Quelques troubles de la déglutition; rien cependant au voile du palais. Pas de troubles de la vue; pas de faiblesse des membres.

9 janvier. Voix un peu nasonnée, les liquides reviennent par le nez; faiblesse de la jambe gauche.

(Soir). Mêmes troubles de la déglutition, même faiblesse de la jambe. Rien au cœur. Mêmes signes au poumon droit. Pas de point de côté.

10 janvier. Les liquides reviennent par le nez. Le malade avale facilement de travers.

Atrophie commençante des muscles de la main droite.

Voix nasonnée. Aspect anxieux. Pas de fourmillements des bras et des jambes. La jambe gauche est toujours faible.

La sensibilité est conservée.

Pas de diarrhée. Mictions normales.

(Soir). Anxiété respiratoire très grande. Respirations très courtes et précipitées; aphonie presque complète.

Rales trachéaux.

Mort le 11 janvier.

Autopsie. — Poumons. Adhérences anciennes et nombreuses des deux plèvres. Pas de liquide. *Poumon droit :* Hépatisation des deux lobes supérieurs et moyens. Le parenchyme est grisâtre par places, très friable. En certains points il semble y avoir de la pneumonie interstitielle. Pas trace de suppuration. *Poumon gauche :* Le lobe inférieur est congestionné sans traces d'hépatisation.

Bronches. — Muqueuse hypérémiée. Pas de fausses membranes.

Trachée. — A peu près normale.

Cœur droit. — Caillot fibrineux remplissant en grande partie le ventricule droit et se prolongeant dans l'artère pulmonaire. Pas d'endocardite.

Orifice aortique. — Sur une des valvules sigmoïdes, on trouve une masse de végétations anciennes du volume d'une petite noix, adhérentes à la valvule et faisant saillie dans le ventricule gauche. Les deux autres valvules sigmoïdes sont saines. Quelques plaques athéromateuses sur la portion ascendante de la crosse aortique.

Reins un peu congestionnés. Rate normale.

Système nerveux. Ses hémisphères n'offrent rien d'anormal, sauf un léger piqueté de la substance blanche. Pas de liquide dans les ventricules.

Méninges cérébrales saines.

Examen histologique du bulbe, de la protubérance, de la portion cervicale de la moelle.

Cet examen histologique a été fait par M. le professeur Pierret, qui en a donné la relation suivante :

Les pièces qui m'ont été remises comprenaient la protubérance, le bulbe, un morceau de la région cervicale, un autre de la région lombaire de la moelle épinière. Les pièces avaient déjà macéré quelque temps dans l'acide chromique, aussi m'a-t-il été impossible de faire à l'état frais les recherches sans lesquelles l'observation ne peut être complète. A l'œil nu je n'ai rien pu distinguer d'anormal; seulement au bout de quelques jours de macération, en essayant de détacher la dure-mère, il m'a paru nettement qu'elle adhérait plus que de coutume à la pie-mère.

En somme, les résultats intéressants découlent de l'examen microscopique après durcissement lent et complet dans le bichromate d'ammoniaque.

La lésion principale et celle d'où paraissent découler toutes les autres, me semble être une méningite diphthéritique.

Cette *méningite* se montre partout, sur le bulbe comme sur la moelle, en avant comme en arrière; mais il n'y a aucun ordre dans sa distribution; il existe même des points complètement respectés. Il me paraît qu'elle a pour point de départ l'arachnoïde et se propage le long des racines nerveuses jusqu'aux ganglions qu'elle intéresse, et descend probablement plus ou moins loin, suivant les cas, dans les gaînes des nerfs périphériques.

Il n'est pas douteux qu'il s'agisse là d'une méningite. La pie-mère, bien que lésée en partie, n'est pas très épaissie, mais il est loin d'en être de même de l'arachnoïde. Outre que cette dernière membrane est très adhérente à la pie-mère, on peut voir au microscope et sur des coupes transversales, que son feuillet viscéral se compose de faisceaux de tissu conjonctif, épaissis, adhérents entre eux et se colorant fortement par le carmin. Il est inutile d'ajouter que cet aspect ne se remarque jamais à l'état normal.

Le feuillet pariétal, c'est-à-dire cette partie de l'arachnoïde qui revêt la dure-mère en dedans, est également épaissie. On lui reconnaît les mêmes caractères anatomiques qu'au feuillet viscéral.

Mais ce qui paraît constituer le caractère saillant de cette méningite, c'est l'existence de néomembranes qui remplissent presque complètement la cavité arachnoïdienne.

Ces néomembranes sont constituées exactement comme celles que l'on décrit à la surface de la muqueuse des bronches ou du larynx dans la diphthérie confirmée. Ce sont des masses un peu jaunâtres, constituées en grande partie par de la fibrine et un nombre considérable de leucocytes. Ces derniers se teignent par le carmin, tandis que la substance qui les contient résiste davantage à la matière colorante. Cette substance, qui paraît être un exsudat fibrineux, présente un aspect fibrillaire et se trouve découpée en lamelles secondaires, par des faisceaux de substance conjonctive, assez nettement distincts. N'ayant pas pu faire de dilacération fraîche, il nous est impossible de dire quelle part prennent à la constitution de ces membranes les cellules qui revêtent l'arachnoïde.

Nous avons cherché ce qu'étaient devenues les racines nerveuses antérieures ou postérieures au milieu de cette méningite. Les tubes nerveux nous ont paru sains en général sur des coupes durcies ; mais nous devons avouer qu'un examen pratiqué dans ces conditions est nécessairement insuffisant. Il nous paraît même probable qu'à l'état frais on eût pu trouver des nerfs plus ou moins altérés, car dans certaines coupes heureuses j'ai pu voir que de nombreux leucocytes s'étaient infiltrés dans les espaces qui séparent les faisceaux des tubes nerveux. D'un autre côté, ayant recherché l'état d'un ganglion sur un petit morceau qui avait été conservé sur une racine de la région lombaire, nous l'avons trouvé complètement infiltré de leucocytes.

En résumé, il existe une méningite diffuse, caractérisée par des néomembranes formées en partie de leucocytes, en partie de fibrine. Cette altération s'accompagne d'une exsudation considérable de leucocytes qui se sont introduits dans tous les espaces périvasculaires qui communiquent avec l'arachnoïde et les espaces péritubulaires des nerfs périphériques.

L'état des nombreux vaisseaux qui se rendent aux racines et à la moelle, et pénètrent, comme on sait, par les trous de conjugaison, nous ont vivement intéressé, et j'ai pu m'assurer de ce fait que cette méningite a pour caractère d'amener facilement des coagulations sanguines.

Outre que *les parois des vaisseaux étaient épaissies* et renfermaient encore des leucocytes arrêtés dans la paroi, il n'y avait peut-être pas *une seule veinule qui ne fût oblitérée. Le calibre des vaisseaux était rempli par un caillot* dont les couches externes étaient constituées presque uniquement par des leucocytes agglomérés, tandis que la partie centrale était formée de globules rouges. J'ai examiné bien des moelles sans jamais rien voir de semblable, *même dans les cas de méningite cérébro-spinale.* Dans quelques artérioles j'ai pu retrouver des oblitérations de même genre.

Poursuivant les vaisseaux dans l'intérieur de la moelle et du bulbe, j'ai pu m'assurer que leur gaîne lymphatique *était absolument gorgée de leucocytes, tellement nombreux dans certains points que le cours du sang devait en être gêné.* Cet aspect se voyait très bien dans la gaîne lymphatique des artérioles qui se rendent aux noyaux inférieurs du bulbe. En outre, au niveau du bec du *calamus*, point où se rencontrent les noyaux du spinal et du pneumogastrique, on observe une sorte de ramollissement, probablement ischémique, qui intéresse la partie inférieure de ces noyaux ganglionnaires. La substance bulbaire, désagrégée, contient des globules rouges, accumulés par petits foyers, des leucocytes disséminés dans la substance ou groupés autour des vaisseaux, et une substance granuleuse, qui paraît être de la graisse.

Ici se termine la relation de l'examen histologique que nous a donnée M. Pierret. Nous nous bornerons à ajouter que les cellules des cornes antérieures, sur des préparations qui nous ont été remises par M. Pierret, nous ont paru saines. Ces préparations, au nombre de quatre, avaient été faites à l'aide de coupes intéressant la portion supérieure de la moelle lombaire.

Les cellules avaient leur forme normale, n'étaient pas globuleuses, ni atrophiées ; le noyau s'apercevait très bien par transparence et les prolongements étaient conservés dans une longueur suffisante. Il est vrai qu'on n'apercevait pas le lacis que doivent former ces prolongements ; mais on sait que ce lacis est trop difficile à obtenir dans une préparation pour que de son absence on puisse conclure à un état pathologique.

Les cornes postérieures étaient également saines, et le canal de l'épendyme ne présentait pas d'exsudat.

Nous croyons maintenant utile de porter un instant nos regards en arrière, pour récapituler les lésions qui sont relatées dans ces différentes observations.

Les trois observations de MM. Bühl, Œrtel, Pierret et Millard, ont trait à une inflammation des méninges et des gaînes des nerfs, se manifestant par les trois caractères suivants :

1° Congestion et extravasats sanguins ; ces derniers plus ou moins considérables, se trouvent surtout dans la cavité arachnoïdienne ; nous les voyons très nombreux dans l'observation d'Œrtel, où ils sont en partie en voie dégénérescence graisseuse ; Bühl les signale, et M. Pierret dit que la méningite qu'il lui a été donné d'observer, a pour caractère d'amener facilement des coagulations sanguines.

2° Infiltration des mailles du tissu conjonctif, tant des membranes médullaires que des gaînes vasculaires et nerveuses, par d'abondants leucocytes.

3° Exsudats constitués par de la fibrine stratifiée emprisonnant dans ses mailles de nombrenx leucocytes. Ces exsudats, en tout semblables à la fausse membrane diphtéritique du larynx, ne ressemblent point absolument à ceux de la méningite cérébro-spinale ordinaire, en grande partie formés de pus à l'état libre et revêtant certains caractères particuliers. Ces exsudats sont signalés dans les observations d'Œrtel et de MM. Pierret et Millard.

De ceci il résulte que nous sommes en présence d'un processus anatomique parfaitement défini, dont l'existence dans la paralysie diphtéritique est attestée par une série d'observateurs versés dans l'étude de l'histologie et de l'anatomie pathologique.

Ce processus a pour siège principal les espaces lymphatiques qui constituent les gaînes des nerfs et des vaisseaux, l'arachnoïde pie-mère, et l'espace pericérébral de Schwalbe. Il est d'une intensité relativement modérée. Ces caractères nous semblent très importants, et pour les rappeler à l'esprit du lecteur dans le cours de cet opuscule, nous croyons devoir désigner ce travail inflammatoire sous le nom de *méningo-lymphite*. L'expression est peut-être impropre, car elle pourrait faire oublier que les méninges et le réseau lymphatique font partie d'un même système général. Nous l'emploierons néanmoins, faute d'autre qui rende mieux notre pensée, après avoir fait cette réserve.

CHAPITRE III

INTERPRÉTATION DES FAITS

§ 1.

Nous avons, dans les deux chapitres qui précèdent, reproduit les observations qui résument l'anatomie pathologique de la paralysie diphtéritique. Comme nous l'avons déjà dit, ces lésions sont de deux ordres : d'un côté, myélite antérieure subaiguë avec névrite concomitante des racines antérieures ; de l'autre, méningo-lymphite. Cette dernière altération se manifeste spécialement par une infiltration de la tunique adventice des vaisseaux, ayant pour conséquence une ischémie médullaire, dont l'importance est facile à saisir dans la physiologie pathologique des paralysies.

Reste l'interprétation.

Nous allons, dans les pages qui suivent, rechercher quel est de ces deux groupes de lésions celui qui donne le mieux la clef des phénomènes cliniques. La marche à suivre est simple : tracer tout d'abord le tableau clinique de la paralysie diphtéritique, puis, mettant successivement en regard de ce syndrome les lésions trouvées par

M. Déjerine en premier lieu, puis celles découvertes par MM. Buhl, Œrtel, Pierret et Millard, voir si celles-ci, mieux que celles-là, donnent l'explication physiologique des symptômes. La réponse naîtra de la comparaison.

Pour procéder avec méthode, il convient tout d'abord de reproduire ici la description clinique de la paralysie diphtéritique, telle qu'elle ressort des tableaux qu'en ont tracés les nombreux auteurs qui se sont occupés de la question.

Les symptômes qui la constituent sont variables; néanmoins, si on étudie avec attention les nombreuses observations publiées jusqu'à ce jour, on voit qu'elles peuvent être groupées en deux classes bien distinctes :

Dans la première, il s'agit de troubles divers de nature paralytique pouvant porter sur la motilité, la sensibilité et même sur la coordination. Dans la seconde, au contraire, on est en présence d'une paralysie motrice, respectant presque toujours la sensibilité, à évolution le plus souvent rapide et à pronostic grave. De ces deux syndromes, le premier a servi de type à tous les cliniciens. C'est celui qu'on rencontre dans tous les traités de pathologie comme dans toutes les monographies. Le second doit, à notre avis, être rattaché à une affection dont les conditions étiologiques sont fort nombreuses. La description clinique que nous allons faire se rapporte à la première forme, que nous appellerons, pour la distinguer, *paralysie diphtéritique classique*. Quant à la seconde, nous nous expliquerons plus tard sur sa nature et sur la place qu'il convient de lui assigner dans le cadre nosologique.

Ainsi qu'il résulte des statistiques de *Roger*, *Bouillon*,

Lagrange, Hermann Weber, Garnier, Sanné, Lemarié de Pont Audemer, portant au total, sur deux mille observations, la paralysie survient dans le huitième des cas de diphtérie. Elle se montre à la suite de l'angine, ou simplement d'une manifestation diphtéritique de la peau, comme l'ont notée *Barthez et Guéneau de Mussy.* Elle survient en pleine convalescence, alors que les malades paraissent absolument hors de danger et ont déjà ressenti les bienfaits d'une alimentation réparatrice ; l'époque de son apparition varie du cinquième au trentième jour qui suit l'angine ; la date moyenne qui résulte de l'analyse de trente-huit cas rapportés par M. Maingault, correspond au quatorzième jour. Une fois localisée au voile du palais, la paralysie se manifeste par des troubles de la motilité et de la sensibilité. La voix devient nasonnée, rauque, la parole lente, l'articulation des sons difficile, les liquides reviennent par le nez dans l'acte de la déglutition. Le patient, comme l'a très bien fait remarquer Maingault, ne peut, ni souffler une bougie allumée, ni gonfler ses joues, ni exercer une succion, ni se gargariser. La sensibilité est également lésée dans la plupart des cas. Si on explore le voile du palais, on le trouve souvent insensible aux excitations les plus vives (piqûre, cautérisation), et complètement immobile ; la luette pendante touche la face convexe de la langue. Tels sont les symptômes de la paralysie du voile du palais, alors qu'ils sont le plus accusés, mais souvent la motilité n'est qu'incomplètement lésée et la sensibilité échappe aux atteintes du mal. Souvent l'affection ne dépasse pas la région palatine, et au bout de deux ou trois septénaires tout rentre dans l'ordre.

C'est là la *forme localisée* de la paralysie. Mais il est fréquent de voir la paralysie poursuivre sa marche envahissante. Le premier organe qu'elle atteint dans son mouvement de généralisation est l'œil[1]; dans les cas dont le relevé est fait plus loin, les amauroses sont fréquentes et précèdent toujours la perte de la motilité des membres inférieurs. Les troubles de la vision sont dus à des paralysies musculaires portant soit sur les muscles extrinsèques et entraînant le strabisme, soit sur les muscles intrinsèques, et en particulier l'appareil de l'accommodation. Jamais l'ophtalmoscope, même entre les mains de *Follin*, de *de Græfe*, n'a décelé de lésions dans le milieu de l'œil ou sur les membranes. Le malade a comme un nuage devant les yeux, il ne peut lire, même les gros caractères, quelquefois l'affaiblissement de la vue va jusqu'à la cécité complète.

Les extrémités inférieures ne tardent pas à se prendre; ce sont des fourmillements fort incommodes au niveau des pieds et particulièrement des orteils. Le mouvement les exaspère (Trousseau), le plus souvent ils remontent jusqu'aux genoux sans les dépasser ; la plante des pieds devient plus ou moins insensible, le patient sent mal le sol, qui semble s'enfoncer sous ses pas et s'il vient à fermer les yeux il perd l'équilibre.

A ces altérations de la sensibilité succèdent rapidement, si leur apparition n'a pas été simultanée, les troubles de la motilité; les orteils, les pieds et les jambes deviennent le siège d'une paralysie motrice plus ou moins marquée.

[1] M. Sanné a vu des cas dans lesquels les yeux étaient atteints après les membres.

Les extrémités supérieures sont alors prises ; il est rare que leur paralysie soit absolument contemporaine de celle des pieds, en tous cas elle lui succède très rapidement ; dans quelques cas fort rares, les membres supérieurs ont été atteints les premiers ou seuls atteints. On note, du côté des doigts, des mains et des avants-bras, les mêmes fourmillements, la même anesthésie qu'aux extrémités inférieures; le malade sent mal les objets qu'il touche et les laisse échapper. Arrivée à ce degré, la paralysie s'arrête fréquemment ; quand il ne doit point en être ainsi, on la voit gagner successivement toute l'étendue des membres, qui peuvent devenir absolument inertes ; puis vient le tour des muscles de la nuque et du dos [1]. M. Faure décrit en ces termes l'attitude du patient quand les muscles de la région cervico-dorsale sont frappés : « Toute la partie supérieure du tronc est rejetée en arrière, la tête, au contraire, tombe en avant et roule sur la poitrine ; toute les masses musculaires du cou et du dos sont effacées. »

Les muscles de la respiration, le diaphragme, sont atteints en dernier lieu et quand la mort survient, c'est que la paralysie a atteint le bulbe. Même après avoir atteint les muscles de la nuque et du dos, l'affection guérit le plus souvent, si son évolution a été lente. Des terminaisons favorables ont été observées, alors même qu'avaient paru des phénomènes asphyxiques évidents. Après une durée qui varie de 1 mois à 1 an, le paralysie se décide enfin à battre en retraite en commençant par les parties qu'elle a frappées en premier lieu.

[1] M. Jaccoud place la paralysie des muscles de la nuque avant celle des membres; mais ce fait ne nous a point paru ressortir des observations que nous avons analysées.

La marche que nous venons d'indiquer est la plus fréquente. La maladie peut s'arrêter à toutes les périodes de son évolution et présenter tous les degrés d'intensité depuis la parésie légère jusqu'à l'impuissance motrice absolue. Des symptômes peuvent faire défaut, mais l'ordre que nous avons établi est habituellement respecté. On peut dire de la paralysie diphtéritique que c'est une chaîne régulièrement constituée dont le nombre des chaînons est variable. Les altérations de la sensibilité manquent également quelquefois.

A côté de ces symptômes fondamentaux, il en est d'autres plus rares dont nous devons dire ici quelques mots. Notons en premier lieu les troubles fort rares du goût, de l'odorat et de l'ouïe. Le langage a été également trouvé quelquefois par *Billard* dans un état d'altération évident ; certains mots ne pouvaient être prononcés et le malade balbutiait.

L'anaphrodisie est un symptôme d'une bien plus grande fréquence. « L'affaiblissement des facultés viriles, dit Trousseau, poussé quelquefois jusqu'à l'anaphrodisie la plus complète, est un fait que j'ai constaté chez la plupart des individus atteints de paralysie diphtéritique, lorsque je les ai interrogés dans ce sens. » Sur les 38 cas de Maingault, analysés plus loin, nous ne trouvons ce symptôme noté que quatre fois. Cette rareté s'explique par ce fait qu'il faut éliminer de la statistique les femmes et les enfants, et tous les hommes sont loin d'être examinés à ce point de vue.

Il est un fait d'une grande importance sur lequel Trousseau a insisté beaucoup, et qui mérite quelques explications : je veux dire de la *mutabilité* des phénomènes paralytiques : « Vous verrez, dit Trousseau dans sa Clinique, la paralysie qui occupait un membre diminuer dans ce membre pour se manifester dans un autre... Aujourd'hui la main droite ne donnera au dynamomètre que 10 à 12 kilogrammes de pression, demain la force aura augmenté, tandis que la faiblesse de la main gauche sera plus grande ; puis les parties primitivement affectées le seront une seconde fois davantage. »

M. Sanné[1] n'admet cette mutabilité que comme une exception; toutefois lorsqu'elle existe, elle revêtles caractères que lui décrit Trousseau : « Des rémissions, dit cet auteur, et des exacerbations se succèdent sans cause connue et donnent lieu à un va-et-vient perpétuel. Cette instabilité a frappé un grand nombre d'auteurs (Gubler, Trousseau, Billard, David Easton, Weber, etc.). » M. Archambault[2] s'élève contre ce caractère de mutabilité accordé à la paralysie diphtéritique : « Les auteurs, dit-il, et notamment Trousseau, ont beaucoup insisté sur la mobilité et la mutabilité des phénomènes paralytiques, mais je ne crois pas que cette particularité soit aussi réelle qu'on l'a dit, et la paralysie n'abandonne pas aussi facilement une partie pour se jeter sur une autre qu'on l'a affirmé, peut-être un peu pour faire cadrer les symptômes observés avec la nature *adynamique supposée* de cette paralysie. » Cette réserve faite, M. Archambault admet cependant que quelques groupes de muscles recouvrent leurs fonctions en même temps que d'autres les perdent. M. Magne, dans sa thèse, partage la réserve de

[1] Sanné, *De la diphtherie*, 1877.
[2] *Union médicale*, 1878.

M. Archambault. Bien que différant un peu sur le plus ou moins de mutabilité des phénomènes paralytiques, ces diverses opinions sont au fond identiques. Il en résulte ce fait que la paralysie diphtéritique est souvent mobile dans ses manifestations.

La réaction électrique qui est devenue depuis les travaux de *Erb*, *Legros*, *Onimus*, etc., un élément de diagnostic très important, doit être également notée ici. Pour Duchenne de Boulogne, la contractilité électrique serait conservée ; mais nous devons dire que Onimus et Legros, dans un cas de paralysie diphtéritique du voile du palais, constatèrent toute la série des phénomènes électriques qui se rattachent à la réaction dégénérative, comme nous l'apprend M. Humbert Mollière dans son article Paralysies, du dictionnaire de Jaccoud. Cet avis est partagé par M. Sanné : « L'action, dit-il, de l'électricité dans ce genre de paralysie a été étudiée avec soin ; on a constaté que la contractilité faradique était diminuée, tandis que la contractilité galvanique était notablement accrue. » Ce sont là, comme on le sait, les réactions de la paralysie périphérique.

La forme de la paralysie est quelquefois hémiplégique, mais les exemples en sont extrêmement rares. On a noté en outre, une forme ataxique; Jaccoud en cite quelques exemples. Pour Brenner, cette ataxie tient souvent à la différence d'intensité de la paralysie des divers groupes musculaires. L'intelligence est toujours intacte.

La forme de paralysie que nous venons de décrire est la *paralysie diphtéritique généralisée bénigne*. Sa marche se fait dans un ordre presque toujours respecté; ses allures sont lentes ; le pronostic est dans la grande majorité des cas favorable[1]. Quand elle est mortelle, ce n'est souvent que par accident (bol alimentaire dans les voies aériennes). La guérison est donc la règle, et elle a lieu le plus souvent par *restitutio ad integrum*, sans atrophie musculaire ni difformités, comme cela se rencontre dans les myélites antérieures de l'enfance. M. Dejerine cherchant des exemples d'atrophie musculaire dans la paralysie diphtéritique pour confirmer sa théorie anatomique, n'en trouve que deux qu'il emprunte à M. Sanné (cas de Kraft Ebing et de M. Larue).

Avant de dire quelques mots de la forme grave décrite par tous les auteurs classiques dans la paralysie diphtéritique, nous croyons utile, pour bien faire saisir les rapports de fréquence qui existent entre les symptômes fort divers que nous venons d'énumérer, de reproduire ici dans un tableau synoptique le relevé de trente-huit cas contenus dans le mémoire de M. Maingault (1860). Ce mémoire renferme quarante-trois observations de paralysie diphtéritique ; nous en avons éliminé cinq, qui ne renfermaient pas de renseignements suffisants ; sur les trente-huit qui restent, cinq ont trait à des paralysies restées limitées au voile du palais, trente-trois à des généralisées. Cette collection d'observations est une des plus intéressantes qui existe. Elle contient toutes les variétés du type morbide.

Analyse de 38 cas de M. Maingault, sur les paralysies diphtéritiques 1860.

1 Comme exemple de la bénignité de la paralysie diphtéritique, nous pouvons citer le cas d'un médecin de campagne, qui est aujourd'hui guéri complètement d'une paraplégie absolue, dont la durée fut de *un an entier*. Nous tenons le fait de M. le Dr Gignoux.

AGE

De 1 à 7 ans, la paralysie a été notée. . . . . 6 fois.
De 7 à 14 ans, — . . . . . 9 —
De 14 à 25 ans, — . . . . . 8 —
De 25 à la vieillesse, — . . . . . 15 —

INTENSITÉ DE L'ANGINE

Légère. . . . . 8 fois.
Plus ou moins grave. . . . . 30 —

DATE DU DÉBUT A COMPTER DE L'ANGINE

Au maximum. . . . . 28e jour.
Au minimum. . . . . 8e —
En moyenne. . . . . 14e —

DURÉE DE LA PARALYSIE

8 jours.	1 fois.
15 —	1 —
21 —	1 —
30 —	8 —
40 —	2 —
60 —	5 —
75 —	1 —
90 —	5 —
120 —	4 —
150 —	2 —
180 —	1 —
240 —	1 —

Dans six cas la durée n'a pas été spécifiée.

TROUBLES DE LA MOTILITÉ

La paralysie a été notée au voile du palais. . . . 36 fois.

DU VOILE DU PALAIS LA PARALYSIE S'EST ÉTENDUE	Aux membres inférieurs. .	9 —
	— supérieurs. .	2 —
	Aux quatre membres. . .	13 —
	Aux quatre memb. et au cou.	3 —
	A tout le corps.	7 —
	Au rectum et à la vessie. .	4 —

TROUBLES DE SENSIBILITÉ

Fourmillements. . . . . 19 fois.

ANESTHÉSIE.	De la langue, bouche et pharynx.	3 fois.
	Des membres inferieurs.	2 —
	Des membres supérieurs.	1 —
	Des quatre membres.	6 —
	De tout le corps.	5 —
Hyperesthésie.		8 —

TROUBLES DE LA SENSIBILITÉ SPÉCIALE

VISION	Strabisme.	7 fois.
	Amaurose.	17 —
	Cécité complète.	3 —
Goût (affaiblissement).		1 —
Odorat (affaiblissement).		1 —
Ouïe (affaiblisement).		1 —
Sens génésique.		4 —

TERMINAISON

Guérison.	35 fois.
Mort	3 —

Ce tableau renferme d'utiles enseignements. Notons en premier lieu que huit angines bénignes furent suivies de paralysies plus ou moins généralisées. Une surtout, réputée légère, entraîna à sa suite une paralysie généralisée portant à la fois sur la motilité et la sensibilité; c'est là un argument décisif contre la théorie exclusive de l'asthénie (Gubler). En jetant un coup d'œil sur les chiffres qui représentent la durée de la maladie dans chaque cas particulier, nous voyons que les trois dernières paralysies, qui se sont terminées par la mort, ont eu une durée de 8, 30 et 40 jours, tandis que les autres, qui toutes ont guéri, eurent une durée moyenne de 60 jours et qu'il en est une qui ne mit pas moins de 240 jours, pour évoluer. Ce qui confirme ce fait que la forme bénigne est d'une durée beaucoup plus longue. Sur les 33 cas de paralysie généralisée, on a noté 25 fois des troubles de la sensibilité ; 17 fois de l'anesthésie ou de l'analgésie et 8 fois de l'hyperesthésie ou des douleurs de siège variable. Les fourmillements des extrémités ont été notés 19 fois ; 20 fois la vue s'est trouvée altérée, et chaque fois cette altération s'est produite immédiatement après la paralysie du voile du palais, avant que les membres aient été atteints. Trois fois il y eut cécité complète ; nous ne voyons l'ouïe, l'odorat et le goût lésés qu'une seule fois. Signalons enfin le chiffre des guérisons, trente-cinq, et celui des morts, trois, d'où une mortalité de 9 °/₀.

A côté de la *forme bénigne* de la paralysie diphtéritique, à la description de laquelle nous venons de consacrer les pages qui précèdent, il en est une autre beaucoup plus rare, appelée *grave* par opposition, dont le pronostic, d'après Trousseau, est presque toujours fatal. Souvent dans la paralysie grave, on voit la scène pathologique se compliquer de phénomènes d'excitation : convulsions générales, vomissements, douleurs extrêmement vives qui arrachent des cris aux malades, et la mort survient rapidement.

D'autres fois, au contraire, la paralysie reste strictetement localisée à la motilité ; on voit l'impuissance motrice, partie des extrémités, gagner graduellement et progressivement le corps tout entier. Le malade meurt par arrêt de la respiration, sans avoir présenté aucun phénomène d'excitation, contractures, douleurs ou convulsions. Ce syndrome paralytique, rigoureusement borné à la motilité, à marche inexorablement progressive et ascendante, est fréquent dans la paralysie diphtéritique qui se termine par la mort ; on le rencontre aussi, quoique plus rarement, dans celle qui a pour terme la guérison ; *il constitue cette seconde variété clinique de la paralysie, dont nous avons parlé au début de ce chapitre, et sur laquelle nous avons promis de nous expliquer.*

Il nous semble en effet que ce syndrome diffère singulièrement de la forme ordinaire de la paralysie diphtéritique telle que nous l'avons décrite ; il doit donc en être séparé ; et si nous cherchons dans le cadre nosologique l'affection à laquelle il se rattache le plus étroitement, nous trouvons que c'est à la *paralysie ascendante aiguë.* Il convient, pour être compris, de développer notre pensée.

La paralysie ascendante aiguë observée par Ollivier d'Angers, qui ne sut pas lui constituer une place à part, a pris rang dans la pathologie classique depuis une note de Landry[1] et la thèse d'Urcisse Chalvet[2]. Le mémoire de Landry, fort remarquable par la lucidité de l'exposition, contient une observation qui est comme le prototype de la maladie. Nous ne pouvons mieux décrire cette paralysie qu'en reproduisant ici le résumé de cette observation :

(Landry). — Observation *de paralysie ascendante aiguë (résumé).* — Un homme de 43 ans, d'une chétive constitution, débilité encore par une série d'affections aiguës successives, par des émissions de sang et une diète prolongée, éprouve pendant une convalescence lente et incomplète, un sentiment de faiblesse générale qui augmente graduellement, mais sans aucun symptôme appréciable de paralysie. Bientôt survinrent des fourmillements

[1] Landry. Note à la Société méd. des hôp. (*Gaz. hebdomadaire* 1859).

[2] Urcisse Chalvet, *De la paralysie ascendante aiguë.* Thèse de Paris, 1871

aux orteils et aux doigts, d'abord limités à ces parties sans que le mouvement et la motilité soient modifiées.

Après une période prodromique de six semaines environ, caractérisée par ces phénomènes, les fourmillements des extrémités gagnent de proche en proche les parties plus élevées des membres, remplacés par l'engourdissement, puis par la paralysie des parties qu'ils abandonnent successivement. La paralysie, qui frappe surtout la motilité, se propage avec rapidité des pieds au reste des membres inférieurs, puis aux membres supérieurs, au tronc, aux muscles respirateurs, à la langue, etc. L'abolition du mouvement est d'autant plus complète qu'on se rapproche davantage des extrémités; la miction et la défécation restent normales jusqu'aux derniers moments. L'irritabilité et la nutrition musculaires, l'excitabilité, des cordons nerveux ne sont nulle part altérées. Pas de contractures, pas de convulsions partielles ou générales, pas de tremblement fibrillaire, ni de mouvements réflexes. A aucun moment de la maladie, le malade n'accuse de douleurs dans les membres, le long du rachis ou de la tête, et la pression n'en développe en aucun point. Pas d'appareil fébrile. Intelligence normale.

Enfin la respiration devient de plus en plus incomplète. Des symptômes d'asphyxie se manifestent et le malade meurt subitement, *huit jours après* l'apparition des premiers symptômes paralytiques.

L'autopsie ne révèle rien dans le système nerveux.

Ce qui caractérise ce syndrome clinique, c'est, comme on peut le voir, le peu d'altération de la sensibilité, l'absence constante de douleur et d'hyperesthésie, et la gravité du pronostic. Dans la forme *aiguë* de la paralysie ascendante, qui évolue en quelques jours, le pronostic est toujours mortel; M. Vulpian[1] ne croit pas que la guérison ait été observée une seule fois. La forme *subaiguë*, qui évolue en un laps de temps pouvant aller jus-

[1] *Maladies du système nerveux*, page 193.

qu'à trois mois, est susceptible de guérison : sur 35 cas notés par Chalvet la mort est survenue 19 fois. On voit que, même avec la forme subaiguë le pronostic reste très grave.

Si nous recherchons quelles sont les conditions qui favorisent l'apparition et le développement de ce redoutable processus, nous voyons que ce sont précisément celles qui produisent la déchéance de l'organisme, l'asthénie ou une pertubation nerveuse vive.

Voici, pour faire embrasser d'un coup d'œil les conditions étiologiques de la paralysie ascendante aiguë, un petit tableau synoptique emprunté à Urcisse Chalvet :

CIRCONSTANCES ANTÉRIEURES A LA PARALYSIE ASCENDANTE AIGUE	NOMBRE DE FOIS	MORT	AUTOPSIE		GUÉRISON
			NÉGATIVE	QUELQUES RÉSULTATS	
Diphtérie	ne se compte plus	rare	»	»	»
Variole	3	2	1	1	1
Fièvre typhoïde	3	1	1	»	2
Rougeole	2	1	»	1	1
Pneumonie	5	2	1	»	3
Vésicatoire en suppuration	»	»	»	»	»
Asphyxie par le charbon	1	1	»	1	»
Froid	5	1	»	1	4
Suppression de lochies	1	1	»	1	2
— de menstruation	2	»	»	»	1
Suites de couches	1	»	»	»	»
Onanisme	1	1	»	»	»
Coït dans la station debout	1	1	1	»	»
Causes inconnues	9	7	4	2	2
Affections morales	1	1	1	»	»
TOTAL	35	19	9	7	16

On voit, d'après ce tableau, que, pour Chalvet, la paralysie ascendante aiguë s'observe fréquemment à la suite de la diphtérie.

Si l'on parcourt les nombreuses observations de paralysie diphtéritique publiées jusqu'à ce jour, on voit en effet que beaucoup d'entre elles doivent être rattachées au type clinique de Landry. Ce serait cependant une erreur de croire que ces deux paralysies soient synonymes. Il existe entre la paralysie diphtéritique classique et la paralysie ascendante aiguë des différences cliniques, que le petit tableau suivant est destiné à faire ressortir :

	PARALYSIE ASCENDANTE AIGUË	PARALYSIE DIPHTÉRITIQUE
TROUBLES DE LA MOTILITÉ	Ils constituent à eux seuls la maladie.	Ils peuvent manquer, bien que rarement.
SENSIBILITÉ GÉNÉRALE	Le plus souvent conservée ou peu altérée.	Le plus souvent altérée ; parfois l'altération va jusqu'à l'abolition complète.
TROUBLES DE LA SENSIBILITÉ SPÉCIALE VISION, ETC.	Pas de troubles mentionnés.	Mentionnés dans près des des deux tiers des cas.
MARCHE	Marche progressive, débutant par les extrémités, et gagnant les muscles respiratoires dans un ordre à peu près invariable. Quand la guérison doit avoir lieu, la marche rétrograde est descendante.	Marche assez régulière, s'arrêtant le plus souvent aux extrémités. La paralysie, loin d'évoluer par une progression continue, abandonne souvent un groupe de muscles pour en frapper un autre *(Mutabilité)*. Quand la guérison doit avoir lieu, la marche rétrograde est ascendante.
PRONOSTIC	Grave.	Bénin.

Rappelons encore une fois ici, que les troubles de la sensibilité sont, dans la paralysie ascendante aiguë, tout à fait secondaires ; M. Vulpian, dans son *Traité des maladies du système nerveux*, rejette du cadre de la maladie de Landry toutes les observations où se trouvent des phénomènes d'excitation. « L'hyperesthésie cutanée, dit-il, l'hyperesthésie musculaire la rachialgie, l'abolition de la contractilité, l'atrophie musculaire, n'appartiennent pas au syndrome de la paralysie ascendante aiguë. Il faut, ajoute encore M. Vulpian, procéder avec une grande rigueur, lorsqu'il s'agit d'un ensemble de faits qui paraissent constituer un groupe nosotaxique spécial ; sous peine d'établir la confusion où l'on veut faire de l'ordre, on doit se garder d'admettre dans ce groupe des cas disparates. »

« La sensibilité, dit M. Dejerine (*Archives de physiologie*, 1876, page 316), est dans la paralysie ascendante le plus souvent conservée ou peu altérée. Dans le cas actuel[1], la sensibilité était absolument intacte dans ses différents modes et a persisté intacte jusqu'au dernier moment. »

De cette comparaison clinique, il nous semble résulter clairement qu'entre la paralysie diphtéritique et la paralysie ascendante il existe une distinction fondamentale. Toutefois, comme dans un certain nombre de cas la diphtérie entraîne après elle une asthénie profonde, les causes qui favorisent l'apparition de cette dernière affection se trouvent réalisées, et nous avons une *paralysie ascendante aiguë post-diphtéritique*, comme après la rougeole nous avons la post-rubéolique, après la variole, la post-variolique, etc. Mais cette paralysie post-diphtéritique est bien distincte de la diphtéritique classique, telle que l'ont décrite les auteurs.

Ceci posé, il convient de rechercher à laquelle de ces deux variétés cliniques se rattachent les cas observés par

[1] Il s'agit du cas de MM. Dejerine et Goetz. *Arch. phys.*, 1876, page 312.

M. Déjerine. Si nous nous reportons au tableau que nous avons publié au chapitre Ier, il est facile de voir que les symptômes présentés par les petits malades sont presque absolument semblables à ceux de la paralysie ascendante aiguë. Dans ces cinq cas de myélite antérieure subaiguë, nous nous trouvons en présence d'une paralysie portant uniquement sur la motilité et qui, après avoir débuté par le voile du palais, gagne les extrémités pour suivre ensuite, comme la maladie de Landry, une marche régulièrement ascendante. Cette différence de point de départ ne doit point nous embarrasser, elle tient uniquement à ce que, dans la diphtérie, l'irritation initiale est dans l'inflammation de la gorge. La paralysie palatine est ici une affection secondaire tout à fait à part de la paralysie générale ; et cela est si vrai que, dans la suite, l'affection pourra dans sa marche ascendante atteindre à son tour la région palato-pharyngienne, mais alors le malade sera près de périr ; ce sera *un signe de mort presque certain.* Dans les observations de M. Dejerine, si l'on excepte l'observation I, dans laquelle on note *une très légère diminution* des sensations tactiles, il n'y a pas d'altération de la sensibilité. Les troubles sensoriels font également défaut ; il n'y a pas de rémission dans la marche, l'évolution est rapide et la mort arrive promptement par généralisation de la paralysie. Chez deux des cinq malades, l'affection débuta par les extrémités inférieures ; dans ces cas, la ressemblance avec la paralysie ascendante aiguë est absolue. Chez les trois autres, les membres inférieurs furent respectés ; mais toute la différence se borne là ; même marche et mêmes symptômes que chez les deux premiers. Le travail pathologique, au lieu de débuter comme à l'ordinaire par la portion lombaire de la moelle, a atteint de prime abord le segment cervical pour de là monter graduellement jusqu'au bulbe par une progression régulièrement ascendante. C'est là, comme on le voit, une localisation limitée à la région cervicale, au lieu d'une invasion totale. Mais, cette réserve faite, la paralysie s'est comportée *absolument* comme dans la *paralysie ascendante aiguë*.

Nous concluons donc que s'il est difficile d'assimiler les cas de M. Dejerine à la paralysie diphtéritique, à cause de l'absence de lésions de la sensibilité générale ou spéciale, de la marche inexorablement progressive et de la rapidité de l'évolution, il nous semble au contraire logique de les classer dans la paralysie ascendante aiguë post-diphtéritique. Cette conclusion nous semble d'autant plus légitime que l'assimilation peut être faite non seulement sur le terrain de la clinique, mais encore sur celui de l'anatomie pathologique. On sait, en effet, que trois autopsies de paralysie ascendante sur sept ou huit ont, jusqu'à ce jour, donné des résultats positifs. Or, de ces trois, une, celle de M. *Kiener*, est relative à une myélite légère ; les deux autres sont de M. Dejerine et ont révélé cette même névrite parenchymateuse des racines antérieures de la moelle dont nous avons parlé au chapitre Ier. Nous avons, au début de notre thèse, reproduit la relation des résultats fournis par ces deux autopsies ; nous n'y reviendrons pas, nous contentant de rappeler ici que les altérations anatomiques des racines antérieures trouvées dans ces deux cas de paralysie ascendante aiguë sont à tel point semblables à celles observées chez les cinq petits malades atteints de paralysie diphtéritique, qu'on ne saurait y trouver la plus légère nuance. On dirait, toute lésion de la substance grise mise à part, une série de sept cas identiques. Or, ces lésions des cellules grises antérieures, qui constituent toute la différence anatomique, sont bien légères, et M. Dejerine lui-même nous confesse que, dans quelques cas, *ces altérations inflammatoires des cornes antérieures lui eussent échappé s'il ne les avait spécialement cherchées*. On nous permettra donc de rapprocher anatomiquement, comme nous l'avons déjà fait cliniquement, les cas observés par M. Dejerine de ceux de paralysie ascendante.

Nous ajouterons en outre que toutes les moelles examinées par ce micrographe appartenaient à de très jeunes enfants; or, on sait combien à cet âge les inflammations des cornes antérieures sont fréquentes. Il y a là, croyons-nous, une question d'âge et de *locus minoris resistentiæ* à élucider.

Pour résumer les considérations contenues dans ce paragraphe et mettre en lumière les conclusions qui en découlent, nous formulons ici les deux propositions suivantes :

1° Il existe deux variétés dans les paralysies consécutives à la diphtérie, l'une est la paralysie classique, l'autre la paralysie ascendante aiguë post diphtéritique.

2° C'est à cette dernière variété que semblent se rattacher les cas observés par M. Dejerine.

§ 2.

Après nous être efforcé de montrer que, cliniquement, les cas de M. Dejerine, constituent, dans la grande classe des maladies diphtéritiques, un groupe distinct, se rapprochant par sa marche et son évolution de la paralysie ascendante aiguë il reste à nous demander si les lésions trouvées par cet anatomo-pathologiste distingué, rendent compte des symptômes principaux qui caractérisent la paralysie diphtéritique dans la majorité des cas. Peut-être nous objectera-t-on que la myélite antérieure subaiguë n'est le fait que d'un nombre limité de paralysies postdiphtéritiques, et que nul n'a songé à y voir une lésion pathognomonique. S'il en était ainsi, notre argumentation serait stérile, car on ne saurait réfuter utilement une proposition qui n'a jamais été soutenue. Mais, comme nous l'avons montré à la fin de notre historique, quelques auteurs ont, à la suite des travaux de M. Dejerine, déclaré que c'était dans le chemin tracé par le jeune micrographe que la science devait désormais marcher pour arriver à la découverte de la vérité. Nous devons donc nous demander si la myélite antérieure subaiguë fournit une explication suffisante des symptômes de la paralysie diphtéritique classique et, dans le cas contraire, réagir contre une tendance, à nos yeux fâcheuse.

Les altérations anatomiques découvertes par M. Dejerine, constituent un ensemble de lésions toujours identiques et parfaitement systématisées, se développant dans le système antérieur de la moelle, sans jamais atteindre les éléments desquels relève la sensibilité. Nous venons de voir, en effet, que chez les cinq malades où elles ont été trouvées, les phénomènes paralytiques se sont montrés exactement correspondants, en ce sens qu'ils portaient uniquement sur la motilité. Les choses étant ainsi, il nous paraît illogique d'admettre que des lésions qui, dans les faits observés, se traduisent par des symptômes différents de ceux que la paralysie diphtéritique ordinaire, puissent expliquer les symptômes de cette même paralysie.

Il est, en effet, dans le syndrome qui constitue cette affection, un certain nombre de faits cliniques, dont la téphro-myélite antérieure subaiguë ne saurait nous donner la clef. Ces faits se résument dans les quatre propositions suivantes :

1° La paralysie diphtéritique porte à la fois sur la motilité et la sensibilité tant générale que spéciale.

2° Les troubles paralytiques peuvent affecter en même temps des régions fort éloignées les unes des autres.

3° La paralysie a fréquemment le caractère migrateur (mutabilité de Trousseau).

4 Le pronostic est bénin et la guérison a lieu par *restitutio ad integrum*. La première de ces propositions est tellement concluante qu'il nous semble inutile d'insister davantage. Il est, en effet, de toute évidence qu'une altération anatomique bornée aux cellules motrices ne peut donner la justification physiologique de troubles aussi fréquents et aussi rebelles de la sensibilité. La seconde et la troisième proposition ont trait à la dispersion et à la mutabilité des phénomènes paralytiques ; ce dernier caractère est en contradiction avec l'idée d'une myélite antérieure. Il est notoire, en effet, qu'une fois

touchées même légèrement, les cellules des cornes antérieures ne reprennent pas leurs fonctions physiologiques et que leur inflammation laisse fréquemment après elle des amyotrophies dont on retrouve la trace. Pour ce motif, la guérison par *restitutio ad integrum* ne nous semble pas devoir être le fait d'une paralysie sous la dépendance d'une myélite. Ajoutons, en outre, que les symptômes si variables, dans leur intensité et dans leur siège, de la paralysie diphtéritique sont difficilement conciliables avec une lésion aussi uniforme dans sa marche, dans ses localisations et dans sa terminaison.

Aucune de ces objections ne nous paraît applicable à la méningo-lymphite, telle que l'ont décrite MM. Bühl, Œrtel, Pierret et Millard. Cette dernière inflammation, limitée au système conjonctif, ne lèse les organes parenchymateux que secondairement, et par son siège même reste éminemment susceptible de résolution. Le tissu conjonctif, dont sont formées les membranes séreuses qui enveloppent le cerveau et la moelle, ainsi que les gaînes des vaisseaux sanguins, constituent comme une partie intégrante du système lymphatique général. M. Ranvier, dans son traité d'histologie (page 425), explique très bien cette disposition en ces termes : « Les fibres, dit-il, et les membranes, dont il (le tissu conjonctif) est formé, constituent un système continu à lui-même dans tout l'organisme, en sillonnant et en cloisonnant en divers sens un vaste réservoir dont toutes les cavités communiquent entre elles. En font partie aussi bien les grandes cavités séreuses que les interstices du tissu conjonctif lâche. Ce réservoir appartient au système

tème lymphatique et dans toutes ses parties il contient les éléments de la lymphe. »

Cette disposition du système conjonctif nous explique comment le principe infectieux de la diphtérie, quelle qu'en soit la nature, une fois introduit dans la place, et trouvant une voie de propagation tout ouverte devant lui, peut facilement porter ses ravages dans tout le territoire des méninges, dans les gaînes des nerfs et des vaisseaux.

Le point de départ du processus inflammatoire est évidemment la muqueuse couverte de fausses membranes. C'est par cette porte que le poison diphtéritique pénètre dans les espaces lymphatiques, et, poursuivant sa marche à travers ce système réticulé, va frapper, les enveloppes des centres nerveux.

L'inflammation atteint-elle les méninges en respectant les éléments conducteurs intermédiaires, par une sorte de développement autochtone? Progresse-t-elle, au contraire, par une migration ascendante le long des gaînes nerveuses? la science actuellement ne peut se prononcer sur ce point. La théorie de la *neuritis migrans* a pour elle l'expérimentation physiologique. On sait, en effet, que MM. Hayem et Vulpian ont pu, en cautérisant des nerfs périphériques, produire une inflammation ascendante envahissant la moelle par généralisation. Elle a également pour elle, en pathologie, le cas de Leyden où fut constatée une névrite ascendante, et celui que M. Pierret a vu entre les mains de M. Dejerine. W. Gull cite deux observations de paralysie diphtéritique et, bien que les autopsies aient fait défaut, il n'hésite pas à placer la cause des symptômes observés dans des lésions des nerfs du cou et du segment cervical de la moelle, concluant ainsi à l'idée d'une névrite ascendante. Greenhow, à propos d'une observation présentée à la Société de clinique de Londres, penche aussi vers cette dernière opinion. Mais la plupart des cliniciens pensent que la théorie de Leyden est difficilement conciliable avec la période de rémission souvent complète qui sépare l'angine de la paralysie. Nous ne pouvons nous prononcer. Quoi qu'il en soit, c'est là une idée ingénieuse qui mériterait d'être confirmée par les faits. Ceci dit, continuons à suivre le processus inflammatoire dans sa marche. Le premier phénomène pathologique qui apparaisse du côté des méninges est la congestion. Les veines s'engorgent et les vaisseaux de la pie-mère sont le siège d'une hypérémie évidente. Nous n'en voulons pour preuve que ces hémorrhagies capillaires décrites avec tant de soin par Œrtel, Bühl, et signalées par M. Pierret, dont la présence témoigne incontestablement d'une tension anormale du réseau vasculaire. Si nous joignons à cette congestion l'irritation cellulaire qui résulte de la présence de l'agent infectieux dans le système lymphatique et dans le sang, nous avons les deux conditions pathogéniques de tout travail inflammatoire. L'inflammation se manifeste par une migration considérable de leucocytes qui envahissent par diapédèse les espaces lymphatiques ; la prolifération des cellules qui existent à l'état normal dans les vacuoles du tissu conjonctif ne semble pas jouer un grand rôle dans la production de ces cellules lymphatiques. L'infiltration des leucocytes dans les gaînes des vaisseaux, des nerfs, détermine une atrophie plus ou moins complète et généralisée des tubes nerveux, en même temps qu'elle exerce autour des vaisseaux une compression qui a pour effet de rétrécir leur calibre et d'amener consécutivement une ischémie plus ou moins étendue. Si à ces leucocytes nous ajoutons un exsudat fibrineux, nous avons la formation de pseudo-membranes qui, par la constriction qu'elles entraînent autour des racines, suffisent pour expliquer la paralysie. Une fois entrée dans sa voie d'évolution, l'inflammation peut se terminer soit par suppuration (ce qui est rare), comme nous le voyons dans le cas de Humphry, soit par organisation conjonctive ou résolution. Les exsudats subissent la dégénérescence graisseuse, et l'on voit autour des noyaux des granulations et même des *micrococcus*.

Ces lésions inflammatoires ne sont pas comme celles de M. Dejerine rigoureusement bornées à un système de la moelle, et par le fait même de leur siège dans le tissu conjonctif, elles peuvent secondairement atteindre tous les points de l'axe médullaire. Les exsudats et les infiltrations qui les constituent peuvent se trouver aussi bien autour des racines antérieures que des postérieures, dans la cavité arachnoïdienne que dans le canal épendymaire, dans les nerfs moteurs que dans les sensitifs, et ainsi se trouveraient expliqués les troubles si divers de la paralysie diphtéritique, troubles qui peuvent porter sur la motilité, la sensibilité et la coordination.

En dehors des compressions directes des racines par les exsudats pseudo-membraneux et les coagulations sanguines, l'infiltration des gaînes des vaisseaux, telle qu'elle a été décrite au chapitre II, avec le rétrécissement de calibre qu'elle entraîne, nous rend assez bien compte de la paralysie, qu'elle suffit à déterminer. Ce mécanisme serait ici analogue à celui qu'a décrit Brown-Sequard à propos des paralysies réflexes, avec cette différence que la contracture vasculaire est essentiellement éphémère, tandis qu'ici les causes qui président à l'ischémie sont susceptibles de faire sentir leurs effets beaucoup plus longtemps. En admettant, ce qui est possible, que dans la paralysie diphtéritique bénigne, les altérations anatomiques soient bornées à cette infiltration des gaînes lymphatiques des vaisseaux, nous aurions une explication physiologique des faits cliniques. Le peu d'intensité du processus inflammatoire, sa localisation spéciale dans les tuniques des vaisseaux, nous expliqueraient la bénignité du pronostic et le caractère souvent si léger de la paralysie. Nous pourrions également chercher dans la facilité avec laquelle cette infiltration peut se résoudre en un point pour se produire en un autre, la raison physiologique de la mutabilité des symptômes signalée par Trousseau. Ce n'est là qu'une hypothèse ; nous ne pouvons positivement généraliser une lésion, quelque bien constatée qu'elle ait été dans quelques cas. Toutefois comme elle ne s'applique, dans l'espèce, qu'aux cas terminés par guérison, où la vérification anatomique est partant impossible, elle nous paraît assez justifiée.

Cette ischémie nous sert encore à expliquer ces foyers de ramollissement trouvés dans la substance grise et qui dans le cas de MM. Pierret et Millard ont, par leur localisation sur le plancher du 4e ventricule, au niveau des noyaux d'origine du spinal et du pneumogastrique, entraîné la mort. M. Pierret pense que ce ramollissement en foyer peut être légitimement rapporté à l'ischémie.

On objectera, sans doute, que la méningite a pour caractère habituel de déterminer de la douleur et de la contracture plutôt que de la paralysie, et que tel n'est point le cas dans la diphtérie. A cela nous pouvons répondre que des phénomènes douloureux très manifestes, parfois même fort intenses ont été assez fréquemment notés dans la paralysie qui nous occupe. M. Maingault, sur les 38 cas dont nous avons fait l'analyse, les a signalés 8 fois, ce qui est déjà une fort respectable proportion. Ajoutons en outre que dans la majorité des cas qui se terminent par la guérison, les lésions, si elles existent, ne peuvent qu'être fort légères et bornées aux espaces lymphatiques des gaînes vasculaires et nerveuses, ce qui les rend conciliables avec l'absence plus ou moins complète du symptôme douleur et de la contracture.

Cette interprétation n'a de valeur qu'autant qu'on y voit un raisonnement par induction pur et simple. Les observations où de semblables lésions ont été décrites, sont trop rares en comparaison de l'ensemble des paralysies diphtéritiques, pour nous permettre autre chose qu'une insinuation. Nous avons uniquement cherché à montrer que, si l'interprétation physiologique de la paralysie diphtéritique, dégagée de tous les cas de paralysie ascendante aiguë, devait être demandée à l'un de ces deux groupes d'altérations, c'était de préférence à la méningo-lymphite qu'il fallait s'adresser.

Puis, ajouterons-nous, ces lésions des méninges ont sur la myélite, indépendamment de toute autre considération, l'avantage d'avoir été découvertes par des observateurs différents, écrivant à plusieurs années d'intervalle : toutes circonstances qui leur donnent une grande valeur. On ne saurait en effet accuser les auteurs qui les ont signalées d'avoir cédé à cet entraînement involontaire qui égare parfois ceux qui ont fait une découverte scientifique, car il faudrait admettre que tous ont partagé les mêmes illusions. En outre, la méningite diphtéritique revêt certains caractères particuliers, qui permettent de la distinguer des méningites consécutives aux autres maladies aiguës, infectieuses ou exanthématiques.

Ces dernières sont remarquables par la rapidité avec laquelle évolue l'inflammation ; la suppuration est active, et en même temps que des fausses membranes, on trouve du pus en plus ou moins grande quantité. La surface de l'axe cérébro-spinal est envahie presque d'emblée, on dirait que tous les points des enveloppes des centres nerveux, sous l'influence de l'agent infectieux provocateur, se prennent simultanément. Dans la diphtérie l'inflammation marche avec plus de lenteur ; tous les points ne sont pas également lésés, quelques-uns même sont respectés totalement (observation de M. Pierret) les globules purulents restent emprisonnés dans les mailles de la fibrine, de telle sorte qu'il y a peu ou pas de pus à l'état libre. Les pseudo-membranes, encore qu'elles soient constituées comme dans toutes les inflammations par de la fibrine et des leucocytes, affectent une disposition stratifiée absolument analogue à celle des fausses membranes du larynx. Le travail inflammatoire a pour siège principal les gaînes vasculo-nerveuses et l'espace de Schwalbe. Ce ne sont là que des différences de degré, disons-le hautement pour qu'on ne nous accuse point de voir une distinction formelle là où il n'y a que des nuances. La méningite, en effet, n'offre pas dans la diphtérie de lésions pathognomoniques, chose naturelle, car on sait qu'en pathologie générale les maladies diathésiques ou infectieuses, à peu d'exceptions près, manifestent leurs effets par des processus morbides communs. Mais elle a une allure spéciale, et les exsudats qui la caractérisent revêtent un aspect particulier.

La myélite antérieure subaiguë est au contraire une inflammation parenchymateuse systématisée, avec des caractères anatomiques identiques, quelle que soit la cause déterminante. On sait en outre que les maladies infectieuses, se développant par l'intermédiaire du système lymphatico-conjonctif, ont pour effet immédiat de produire des inflammations interstitielles plutôt que des parenchymateuses. Toutes ces considérations militent en faveur de la méningo-lymphite.

Faisons remarquer en dernier lieu que la myélite antérieure dans la diphtérie a été observée jusqu'ici, à notre connaissance du moins, chez des enfants en bas âge, jamais chez des adultes; de plus M. Dejerine a rencontré les lésions qui la constituent, non-seulement dans la paralysie diphtéritique, mais encore dans la saturnine, ce qui nous semble démontrer que c'est là une affection dont les conditions déterminantes sont multiples, et que l'âge joue à son égard le rôle d'une cause prédisposante. Avant de conclure, qu'il nous soit permis de prévenir une objection que l'on ne manquera point de nous faire, savoir, que dans la paralysie diphtéritique, où les autopsies positives sont si peu nombreuses, il ne saurait être permis de conclure de ces faits à la totalité des cas. Nous ferons d'abord remarquer que notre argumentation n'aboutit point à une conclusion aussi rigoureuse et aussi générale, c'est là un point sur lequel nous croyons avoir suffisamment insisté. Nous tenons seulement à prévenir ici ceux qui ne veulent voir dans la paralysie en question qu'une affection essentielle *sine materia* de se tenir dans une sage réserve, car depuis vingt ans le microscope a porté plus d'un coup à la doctrine de *l'essentialité*. Qu'est devenue la paralysie dite *essentielle* de l'enfance? Que sont devenus et l'*atrophie musculaire progressive* et le *tétanos?* Ne voyons-nous pas chaque jour les paralysies consécutives aux fièvres graves offrir à l'autopsie de nouvelles lésions, tantôt une congestion de la moelle, tantôt un œdème sous-arachnoïdien, tantôt une myélite? M. le professeur Jaccoud les relègue une à une dans la catégorie de celles qui relèvent d'une lésion organique. Ainsi, dit M. Humbert Mollière, dans son article *Paralysies*, du dictionnaire de Jaccoud, dans celles qui sont liées à la fièvre typhoïde et au typhus, il est facile de reconnaître le rôle de la congestion rachidienne dans leur évolution. Souvent la thérapeutique elle-même, dans des observations anciennes, nous la montre avec la plus parfaite évidence (Colleng). J'en dirai tout autant de l'œdème sous-arachnoïdien qui s'observe si fréquemment à la suite des maladies aiguës de longue durée. Les paralysies consécutives à la dysenterie sont tellement fréquentes qu'elles ne sauraient être mises en doute, mais les conditions organiques qui les produisent sont environnées de la plus complète obscurité ; il en est de même de celles qui suivent les fièvres éruptives. Quoique les autopsies soient excessivement rares, *toutes celles qu'on parvient à recueillir mettent au jour la présence d'une lésion médullaire.* »

Les paralysies diphtéritiques ont à leur actif un grand

nombre d'autopsies négatives ; mais la plupart de ces autopsies ont été faites à une époque où la technique micrographique était bien imparfaite, souvent même le microscope n'était pas employé; elles ne prouvent donc rien.

Quant aux autres plus récentes, qui ne sont point passibles du même reproche, elles sont peu nombreuses, et par le fait même qu'elles sont négatives elles ne sauraient prévaloir contre celles qui sont positives. Pour expliquer notre pensée nous dirons que, s'il suffit de constater une lésion pour en affirmer l'existence, il est autrement difficile d'acquérir la certitude qu'il n'en existe pas. Il faudrait en effet examiner tous les organes sans laisser échapper à l'examen microscopique le moindre élément anatomique. On sait combien sont rares les nécropsies pratiquées dans de telles conditions. C'est ce que nous exprimerons en disant que pour être péremptoires, les autopsies *négatives* doivent l'être *positivement*. La science est donc loin d'avoir dit son dernier mot sur la pathogénie des paralysies diphtéritiques, et de nombreuses recherches sont encore nécessaires. Toutefois nous croyons être l'interprète de la science à l'état actuel en disant que cette paralysie tend de plus en plus à venir se ranger dans la classe des affections organiques.

De tout ce que nous venons de dire en ce chapitre nous concluons que la paralysie diphtéritique se présente à nous sous trois formes : 1° La *forme localisée;* 2° la forme *généralisée bénigne;* 3° la forme *généralisée grave*. La première trouve son explication anatomique dans l'inflammation locale, nous n'avons donc pas à nous en occuper. La forme généralisée se montre à nous tantôt avec les symptômes que nous lui avons décrits plus haut d'après Trousseau, Maingault etc., etc., et qui lui assignent une place à part dans la nosotaxie des paralysies consécutives aux maladies aiguës, tantôt cemme une paralysie ascendante aiguë. Ce dernier type clinique nous paraît devoir être désigné, pour établir nettement son origine, sous le nom de *paralysie ascendante aiguë postdiphtéritique*.

Nous terminerons là notre travail, par une considération thérapeutique, en appelant l'attention des praticiens sur l'état congestif des méninges, qui a été signalé par de nombreux observateurs. Cette congestion nous paraît commander un traitement révulsif énergique, sur lequel on n'a pas, à notre avis, assez insisté. Il est bien entendu que par *révulsifs*, nous n'entendons point les moyens qui appauvrissent l'économie, mais simplement ceux qui diminuent la tension vasculaire de la moelle sans faire perdre de sang, comme les ventouses sur la colonne, les sinapismes, les cautérisations ponctuées etc. etc.

CONCLUSIONS

1° Les lésions anatomiques trouvées à la suite de la paralysie diphtéritique sont de deux ordres : des myélonévrites antérieures subaiguës (Dejerine) ; des méningites pseudo-membraneuses avec endopérinévrite et infiltration des gaînes vasculaires ; cette dernière altération pouvant déterminer une ischémie des centres nerveux.

2° Pour simplifier le langage, ce dernier ordre d'altérations peut être compris sous le nom de *méningo-lymphite,* inflammation qui peut quelquefois donner lieu à de la suppuration.

3° Il existe au moins deux variétés cliniques dans les paralysies consécutives à la diphtérie ; l'une, *la paralysie diphtéritique classique*, a été décrite par tous les cliniciens comme type du genre ; l'autre est une sorte de *paralysie ascendante aiguë postdiphtéritique*. Cette dernière forme diffère de la première par la marche des symptômes, l'absence ou la rareté des troubles de la sensibilité tant générale que spéciale et la gravité du pronostic.

4° C'est dans cette dernière variété que nous paraissent devoir prendre place les cas observés par M. Dejerine.

5° La paralysie ascendante aiguë post diphtéritique trouve une explication physiologique dans les lésions qui constituent la myélo-névrite antérieure subaiguë. La paralysie diphtéritique classique, si on veut la rattacher à une altération du système nerveux, peut demander à la méningo-lymphite une justification anatomique de ses symptômes, que ne lui offre pas la myélite antérieure subaiguë.

INDEX BIBLIOGRAPHIQUE

PARALYSIE DIPHTÉRITIQUE

Archambault. *Union méd.*, 1878.
Bailly. Thèse, Paris, 1872.
Billard. *Gazette médicale*, 1865.
Bouchut. Paralysie diphtéritique, *Gaz. des hôp.*, 1865.
Brenner. *Petersbürger med. Zeitschrift.*
Brown-Sequard. *Leçons sur les paralysies des membres inférieurs*, 1865.
Bühl. Einiger über Diphterie. *Zeitschrift*, 1866.
Charcot et Vulpian. *Gaz. méd.*, 1863.
Colin. Mémoire de médecine militaire, 1860.
Dejerine. Archiv. phys., 1878. — *Union méd.*, 1878.
Duchenne (de Boulogne). De l'électricité localisée.
Dieulafoy. *Gaz. hebd.*, 1878.
Faure. *Union méd.*, 1857.
Gubler. Archives de méd. 1859.
Gull. The lancet, 1858, vol. II, p. 4.
Hayden. *Brit. méd.*, j. 1868.
Hermann Weber. — Ueber Lähmunger nach Dipht. *Wirchow's Arch.*, XXIII.
Labadie-Lagrave. Thèse, Paris, 1873.
[illegible]. *Gaz. des hôp.*, 187[illegible]
Letzerich. Ueber Diphteritis, Berlin, 1872.
Liouville. Thèse, Paris, 1872.
Lepine et Lorain. Article Diphtérie, *Dictionnaire de médecine et chirurgie*, 1869.
Loyauté. Thèse, Montpellier, 1836.
Magne. Thèse, Paris, 1878.
Maingault. Sur les paralysies diphtéritiques, 1860.
Max Jaffé. Schmidts Jahrbuch, 1862.

Millard. Thèse, Paris, 1858.
Nothnagel. Die nervösen Nachkraukheiten des abdominal Typhus, *Deutsches Archiv für klinische Medicin*, 1872.
Œrtel. *Deutsch. Archiv für klinische Medecin*, t. VIII, 1871.
Pierret. *Société de biologie*, 1876.
Pontcarré. Le système nerveux, 1877.
Ringer. *Med. Times*, 1868.
Roger. *Arch. gén. de méd.*, 1862.
Sanné. *De la diphtérie*, 1877.
G. Sée. *Bull. de la Soc. méd. des hôp.*, 1860-61.
Senator. Ueber dipthérie, *Arch. für Pathot. Anat. und. Phys.*, 1872.
Trousseau. *Leçons de clinique médicale.*
Vulpian. *Maladies du système nerveux*, 1876.

PARALYSIE ASCENDANTE AIGUË

Urcisse-Chalvet. Thèse, Paris, 1871.
Duchenne (de Boulogne). *De l'électricité localisée*, 1861.
Erb. Zur Pathologie und pathologischen Anatomie peripherischer Paralysen. —*Deutsches Archiv für klinische Medicin*, 1868.
Graves, *Leçons cliniques* (traduction de M. Jaccoud).
Hammond. *Traité des maladies du système nerveux.*
Hayem. *Gaz. des hôp.*, 1868.
Landry. Note à la Soc. méd. des hôp. *Gaz. hebd.*, 1859.
Leudet. *Archives générales méd.*, 1857-1865.
Labadie-Lagrave *Gaz. des hôp.*, 1869.
Humbert Mollière. *Dictionnaire de médecine et de chirurgie.* Article Paralysies.
Ollivier (d'Angers), *Traité des maladies de la moelle épinière.*
Onimus et Legros. *Traité de l'électricité médicale*, Paris, 1872.
Woillez, *Dictionnaire de diagnostic médical.*
Vulpian. *Maladies du système nerveux*, 1878 (Recueillies par Bourceret).

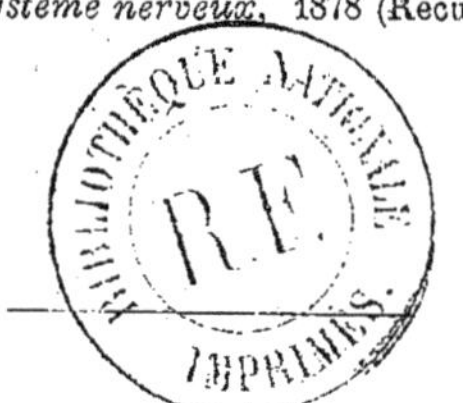

TABLE DES MATIÈRES

LYON. — IMP. PITRAT AINÉ, RUE GENTIL, 4.

www.ingramcontent.com/pod-product-compliance
Ingram Content Group UK Ltd.
Pitfield, Milton Keynes, MK11 3LW, UK
UKHW022052170726
13837UKWH00002B/913